U0358475

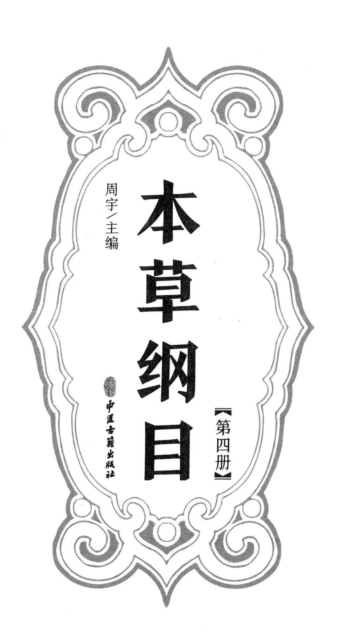

周宇／主编

本草纲目

【第四册】

中医古籍出版社

本草养生求平衡，"补"时勿忘"泻"

中医学认为，人体之所以会患病，是体内正气与邪气斗争的结果。这里所讲的"正气"是指人体各脏腑功能正常运转和抵抗疾病的能力，而"邪气"便是指各种引起疾病发生的病因。正邪之气在人体内的此消彼长决定了疾病的发生、发展与消灭。

疾病不论轻重缓急，都会有"虚""实"的区别，正如阴阳有"盛""衰"的不同一样。那么，人体处于"虚"的时候怎么办？处于"实"的时候又该怎么做？人体"虚则补之，实则泻之"。这便是中医学养生最为有用的理念之一。

当人体处于"虚"时，便是正气不足，这时就要"补"，"补"就是补人体正气之不足；当人体处于"实"的时候，即是人体邪气大盛之时，这时要去"泻"，而"泻"则是泻邪气之有余。补和泻是中医治疗上的两个非常重要的原则，同时也是中国传统医学倡导的养生观中两个不可忽视的重要理念。李时珍的《本草纲目》中也有提及"补"与"泻"的相关内容。所以说，要想真正做到本草养生，就必须注意"补""泻"平衡，也就是"补"时勿忘"泻"。

人类的身体每天都在发生着变化，这种无时无刻的变化使人体很难保持一个绝对的平衡，这就直接导致了损益的发生。在某个阶段人体是损多于益，这个时候则需要补。在某个阶段又会是益大于损，这时便需要泻。在维持补与泻的平衡中，饮食便成为一个非常重要而且有效的调节器。

《易经》中有云："损而不已必益，益而不已必决（损）。"这句话就是告诫人们，在平时的养生过程中，不能偏颇其一，既要注意补，也要注意泻。二者始终要围绕着一条平衡线上下波动。这里就提出了一个补泻之间互动与转化的关系，补、损不能过，不能是损了还继续损，也不能补了还继续补。

然而，现实中很多人无法把握补、泻的平衡。很多人更加重视"补"，看市面上不断出现的营养品，电视里的营养品广告，不难发现，人们偏于补。但事实上，补过多而泻不足，对人体健康是没一点好处的。盲目进补不但不能使人更健康，反而容易造成营养过剩，以致疾患缠身。

人体正常运转，机体功能正常运转所必需的营养是有限的，而且随着工作性质、年龄、身体状况的变化而变化。补过多的部分并不能让机体功能超常发挥。这部分不需要的能量或者元素，堆积在人体内便成为体内的"垃圾"，甚至转化为有害物质。

此外，从传统医学的角度来看，"虚则补之、实则泻之，热则寒之、寒则热之"，这和现代营养学上对营养的认识是相互呼应的。进补的目的是要调整人体虚实，主要表现为补血、补气、补阴、补阳四个方面，同时还要根据受补之人的体质状况和病情的不同来调整。进补又有药补和食补之分，不论采用哪一种，其目的都是补虚扶正。所以，如果人体不虚的时候，进补就是一件毫无益处的事情，更有甚者还会对身体带来害处。正如《易经》中所说的："益而不已必决（损）"，应用在人体上所指的就是，不虚的时候进补会适得其反。

所以说，进补并不是盲目地补充大量营养，应围绕一个平衡点进行。只有当人体有需要的时候，进补才能真正达到保养人体健康的功效。

本草养生要知"彼"，了解本草性味

中国是中草药的发源地，从古至今就有利用草药养生的传统。中国古代药书之集大成者——《本草纲目》，内容包含多达1892种不同的药物，有植物药、动物药、矿物药，并进一步研究论述了这些药物的性质、功效等，为后世利用中药祛病养生提供了一本可资借鉴的参考书籍。

光知道本草可供祛病养生还不够，必须了解本草性味，做到知己知彼，才能对症下药，针对身体不足部分进行保养，以达到养生之功效。这本草性味中的"性味"二字在中医养生中有两个特定的含义，即是指中药的性质和滋味。而本草性味在中医学中被包含在中药药性理论之中，是该理论中最为主要的内容。

中药药性理论是研究中药的性能、性质及如何运用的理论。作为中药药性理论的核心，其内容主要包括如下几部分：

1.四气

四气指的是药物的寒、热、温、凉四种特性。因此又被称作四性。在这四性中，寒、凉和温、热又是作为两种相互对立的药性而存在，而寒与凉、热与温之间就只有程度的不同。除此之外，还有另一性即平性，药物平性就是指药性温、寒、热、温、凉中的任何一种情况都不突出，处于相对平和的状态。

药物的四性不同，其功效也就不同。对于一般寒凉药来说，其多具有清热、解毒、消泻火、降暑、滋阴、凉血等功效，因此多被用来治疗各种热证，如祛暑、解热毒等。而与之相对的温热药，其功效中温中、散寒、助阳、补火的作用比较突出，因而被用来主治各种寒证。

2.五味

药有四性之分，而同时每一味药又有气与味的不同，不同的气与味组合成了具有不同功效的药。

具体来说，药之五味指药的辛、甘、酸、苦、咸五种味道，在之后的发展演变中，药的五味又成为体现药物功能归类的标志。同药的四性一样，每一味药也有其独特的功效。其中，辛味能发散解表、行气活血。解表药、通气活血药多是辛味。甘味药的功效主要是调和药性、滋补、和中以及止痛。这类药通常用来调和滋养、补虚、止痛等。酸味药能够起到收敛固涩的作用，可以用作止泻、止汗、止咳、固精的药物使用，对于具有多汗、长期咳嗽、腹泻、遗精、遗尿等症状的人士有良好的治疗功效。苦味药可以帮助人体降泄、除燥，多用作清热、解火、燥湿、通便之药物使用。因此，有火症、热症、湿症等症状的人士可以服用。最后是咸味药，这味药有泻下、软坚散结的功效。一般用作消散结块、泻下通便的药物使用。而五味之外，又有淡味和涩味。其中淡味能够助人利尿，对于水肿、小便不利等病症有良好的治疗功效。而涩味类似于酸味，同样有收敛固涩的作用。

3.归经

　　归经中的归指归属，而经指人体的脏腑经脉。顾名思义，药物归经就是将不同功效的药物归属不同的脏腑经脉。归经是在脏腑、经络理论的基础上建立的。根据我国传统医学的研究，经络沟通人体的内外表里，可以将体表的病症传输入体内的脏腑，同样也能将体内脏腑的病变反映到体表。而无论身体哪处发生病变，其症状都各不相同，如当肝发生病变时，常出现胁痛、抽搐等症状，而主治肝病的青皮、香附便被归入肝经；当肺发生病变时，伴随而来的是咳嗽、气喘等症状，这时陈皮、半夏等治疗咳嗽的药物就可以归入肺经。

　　总之，了解归经可以帮助人们在身体发生病变时对药物进行选择。除以上三点外，还有升降沉浮、有毒无毒等，这也是中药药性理论的主要内容。

　　升降沉浮指中药如何作用于人体的四种趋向。如果病症表现为逆上的，则要用沉降类药物。反之，表现为沉降趋势时，则用逆上类药物。只有了解了中药药性理论，明白本草的性味，才能有的放矢，做到有针对性的养生健体。

本草养生要知"己"，选对对症草药方

《本草纲目》中浩瀚如海的内容帮助人们了解不同药物的性质、功效。但是只知道药物的疗效还不够用于养生，还必须知道自身问题的所在，才能利用特定疗效的药物，达到养生、防病的目的。

人体是一个非常复杂的系统，有时候不同的疾病却出现相同的症状，只知其表的人很容易选错治疗药物，导致疾病不能痊愈，甚至让原本健康的脏腑也发生病变。因此，早在我国古代，医生就知道治病、养生要对症下药。提到对症下药就不得不提到我国的名医华佗。

华佗生活在东汉时期，其医术高明，诊断精确无比，总能够透过患者的病症找出病根所在，然后制定出最具有针对性的处方。有一次，两个都患有头痛发热病症的病人同时来找华佗治疗。华佗经过细致的诊断后，给其中一位开了泻药，而给另一位开的却是发汗的药。拿到药的两人奇怪于他们的症状相同，药物却不同，遂找华佗询问，华佗给出的解释是：两人虽然有相同的症状，却是不同的病因所导致的。用泻药的病人是因为平时不节制，过度饮食导致伤食，从而引发了头痛发热的症状，因此需要用泻药清理肠胃，祛除积滞，病才能痊愈；而拿到治疗发汗药物的这个病人，他头痛发热的病因却是外感风寒，因此要用有解表发汗之功效的药物治疗，当风寒随着汗液散去时，病也就自然痊愈了。之后两人按照华佗所开药物服用，果然很快头痛发热的症状就消失了。

这个故事便是成语"对症下药"的出处，不仅华佗，李时珍在总结撰写《本草纲目》时也同样遵守了这样的原则。经过世代的流传，"对症下药"作为一种医疗理念融入了传统中医的精神文化中，在不

同的时代都指导着医疗人员的临床治疗活动。

从医学自身来看，无论是"对症下药"的医疗理念，还是辨证施治的治疗方法，其所反映的中医治疗原则都是相同的，即同病异治。也就是要具体分析不同患者在患上疾病的过程中所表现出的相同症状，通过具体深入的分析，找到诱发症状的病因，并根据不同或不尽相同的病因制订有针对性的治疗方案。这一过程就如华佗在治疗那两个同样头痛发热症状的病人一样，通过精确的诊断发现：两人的病因是不同的，一个人是因为身体受寒气入侵造成的，针对这种病因就应该用有祛风散寒功效的药物；另一个人的病在内，是因为过度饮食所致，治疗这种病因引起的头痛发热就应该用泻下法消除积食，清理肠胃。通过这一准确的辨证分析，二人虽然使用不同的药物，但都达到了治愈疾病、消除病症的效果。

"同病异治"是中国传统医学的一个重要治疗原则，与之相对的另一个治疗原则则是"异病同治"。对同病异治有所了解后，就不难知道何谓"异病同治"。究其含义就是要针对有相同的病证却产生不同症状的病人，采取同样的治疗方法。常见的如遗尿、子宫下垂、脱肛等，存在很多不同的阶段，但都有中气不足的症状。这时候，就可以根据"异病同治"的治疗原则，采取相同的治疗方法帮助病人提升中气，如让病人服用补中益气的汤药等，能够达到同样的治疗效果。近年来，临床上多用"异病同治"的治疗原则做指导，治疗重症肌无力。

人体要想保持健康，就需要使阴阳始终处于一种动态的平衡之中。要想这一动态的平衡能够长期维持，我们除了需要呵护机体的平衡外，还应仔细观察，在疾病未爆发前就及时发现身体中的失衡状况，并根据引发失衡的不同诱因有针对性地治疗调整，对症下药。

养生也是这样，只有做到对症下药，才能让人体阴阳紧紧围绕着平衡线上下波动，保持各机体功能平稳有序地发挥，维持身心健康。

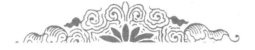

第三节
《本草纲目》中的饮食原则

《本草纲目》中的健康箴言：药补不如食补

  《本草纲目》在帮助人们不断加深对药物认识的同时，也让会养生的人更深入地认识到一句古老的健康箴言——"药补不如食补"。生活在现代，人们大概经常会听到"是药三分毒"这句话，然而食物就不一样了，可以用作果腹的食材是人们日常所需，食补能够完全弥补药补对人体带来的负面影响，让养生变得更彻底。因此，有针对性的食补越来越被人们所推崇。

  常言道：与其生病了吃药，或者平时吃保健药，还不如吃好一日三餐。药物毕竟是用来治疗疾病的，当人体患病时吃药无可厚非，但平时要想滋补身体，药补是有很大负面作用的。俗话说，是药三分毒，食补相对于药补来说，不仅更加经济实惠，更重要的是，食补所使用的材料都是人们日常饮食所需的食物，对人体没有不良反应。因此，食补才是增强人体免疫力，保持身体健康，实现延年益寿的养生之道。

李时珍在著述《本草纲目》时，就在书中明确写道："药补不如食补。"除了提出食补是养生之关键的理论外，他还根据各类食物的药性药理不同，将其归入不同的类别，从而为后世人制订适合自己的食补计划提供了很有价值的参考和借鉴。

因此，当李时珍的《本草纲目》被赞誉为"东方的医学巨典"，药物书籍之集大成者的时候，很多人都忽视了《本草纲目》的另一价值，即它不仅是一部医药学著作，更是一部养生的健康食谱。虽然该书在叙述食补时是从食物的角度出发，可当你仔细阅读这本书的时候会惊讶地发现，它在讲述食补时并不是单纯地讲食物，而是有针对性地论述，运用巧妙的手法将人和食物自然地连接在一起，并通过对不同的食物功效的分析，记述下不同的食物对不同人的作用所在，什么样的体质需要依靠什么样的食物进补，从而让《本草纲目》一书成为后世食补养生的重要书籍之一。

但食补不像服药，有病时才需要。不论是在平时，还是大病初愈时，食补都能起到维持人体健康，保养身体的良好功效，对养生具有十分重要的意义。虽然说食补在大病初愈后也可以进行，但要注意一点，人体在大病初愈后，通常比较虚弱，但同时人体过虚时，会有虚不受补的情况出现。因此，最佳的食补时间当然是未病之前，即在平时就要注重食补，吃好一日三餐。当然，不管是平时进补还是病后食补，都要有针对性地进行，不能胡吃海喝，需要综合考虑自身的特性、肠胃的消化功能以及食物的属性来选择食物。

食物归经，细心调和才能健康身体

传统中药药性理论认为，药物归经即是将不同功效的药物与人体的脏腑经脉相连接，而李时珍将自己的养生心法也融入《本草纲目》

之中，即药食同源，药有四性五味，药物归经，那么食物和药物也一样，也有辛、甘、酸、苦、咸五味以及寒、热、温、凉四性。在饮食中，如同选择药物一样，也要根据这四性和五味来选择食物。只有根据不同的症状，选择正确的食物，才能起到保养人体脏器，增强免疫能力的作用。

《本草纲目》附录的一万多个药方中，很多都具有食补性质，而且都是根据不同食物的性味来对症调养的。例如其在羊附方中的羊肉汤有这样一服药方："治寒劳虚羸，及产后心腹疝痛。用肥羊一斤，水一斗，煮汁八升，入当归五两，黄芪八两，生姜六两，煮取二升，分四服。"这服药方来自名医张仲景，主要用来治疗人体虚弱、易疲易倦以及产后疼痛等各种虚证，李时珍将其收录到《本草纲目》中。

为了阐明李时珍认为食物也有四性五味的理念，就以这个方子为例叙述。本方中所用的当归味甘性温，具有补血止痛的功效，因此在治疗虚症的方子中是主药。生姜味温，有散寒的功效，黄芪性甘味温，可补气健脾。羊肉则是肉类中性极温的食物，能够有效地补虚。将这四味本草融合在一起，就能更大地发挥温中补血、祛寒止痛的功效，同样，食用这样一碗极具补虚价值的羊肉汤，对于产后体弱和大病初愈的人是十分适合的。

对于李时珍善于根据食物的性味对症调养的医术，还有一个故事。传说有一次，一个病人因大便干结，排不出大便，结果食不下咽，身体虚弱。李时珍对其做了仔细的检查之后，找出病因是高热，从而引发了便秘。在当时，对于一般的便秘患者，通常做法是让病人服用泻药，以清理肠胃。但李时珍并没有按通常做法进行治疗，而是将蜂蜜煎干后用手捏成一细长条，再从病人肛门处塞入。煎干的蜂蜜在进入温度较高的肠道后，很快便溶化，不但让干结的大便被溶开，同时也润滑了肠道，不一会儿，病人很久都难以排出的大便从身体排了出来。大便畅通后，热邪也随之排出体外，病人的病情也得到了有效的缓解。

　　诸如上面叙述的药方以及李时珍平时用食物进行诊治的方法在《本草纲目》中还有很多，李时珍在记述药草的同时，也记载了不少药用的食物，最典型的莫过于蜂蜜、大枣、生姜、羊肉、小麦等，并根据这些食物的四性五味，以辅助治疗疾病。李时珍指出："所食之味，有与病相宜，有与身为害。若得宜则益体，害则成疾。"这句话的意思是：我们平时所吃的食物中，有的对治病有用，有的却会损害身体健康，只有吃对了食物才能有益于身体健康，吃得不对时就会生病。因此，在食补时，我们必须要了解食物性味，也要了解自身特性、症状，只有根据不同的病症取食滋补，才能收到良好的效果。

　　日常生活中很多食物都是寒性或凉性的食品，如香蕉、冬瓜、绿豆、柿子、芹菜、梨、西瓜、丝瓜、鸭肉等都属性寒或性凉，有很好的清热、解毒、生津、止咳、解暑的功效，对那些火气旺盛、内火偏重的人很适合。相应的，性热或性温的食物当然也不少，如我们冬天常吃的羊肉、狗肉，以及生活在南方阴湿之地的人爱食的辣椒、生姜、茴香等，都有温中、暖胃、散寒、补阳之功效，阳虚畏寒的人食用较佳，而那些患有热病或者阴虚火旺的人，就要避免进食这类食物。

　　此外，随着四季更替，所选食物也要相应变化。在天气寒冷的秋冬季，就要少吃寒凉性的食品；而到了炎炎夏季，就不能多吃温热性的食物，根据四季气温变化选择饮食才是正确科学的膳食安排。

膳食营养平衡，疾病难以缠身

　　说到膳食，自古以来，东方人的饮食就一直是以植物性的食物为主食，如米、菜、水果等都属于这类。从《本草纲目》中的纲目分类中不难看出，李时珍就是在遵循这种饮食结构的基础上进行的总结归纳。

随着人们生活水平的不断提高，现代社会的饮食结构与传统饮食结构相比有了很大的变化，粮谷类等植物性食品在人们的膳食结构中所占的比重逐渐下降，而动物性食品如乳制品、蛋、肉、鱼等则成倍增加。这就使得人体糖的摄入量下降，而脂肪摄入量上升。这种饮食结构和营养组成，一方面可以对人体的健康状况产生好的影响，另一方面也会带来一些负面的影响。

然而，不管人类的膳食结构如何变化，人体所需要的营养物质都不可能从一类食品中完全获得。综观世界食物品种，也没有哪一种食物自身即包含人体所需的全部营养素。因此，人们只能通过在饮食中合理搭配食物来摄取多样的营养，从而保证人体免疫系统能够持续正常地工作。根据有关专家的科学分析，人体需要的各种必需营养元素总计有40多种，一旦人们不能均衡地安排饮食，或者有偏食及挑食的不良习惯，就无法从食物中摄入足够的营养，从而导致人体营养失调，机体免疫力下降。

随着科学的进步，人们越来越认识到膳食营养平衡对保持身体健康的重要性。但是，如何才能合理安排日常饮食，从而保证饮食中所含营养能满足人体所需呢？这就需要特别注意三点：第一，饮食多样化，切忌单一，特别是那些有挑食、偏食不良饮食习惯的人，很容易患上营养不良之症；第二，饮食安排要平衡，植物与肉类食物要平衡食用；第三，饮食要适度，切忌暴饮暴食，养成健康的饮食习惯。除了以上三点外，还应该遵循一个总的调整原则，即"五谷为养，五畜为益，五果为助，五菜为充"。这一原则的内涵既包括合理饮食所含的食物种类，又包含各类必要食品在合理饮食中应占的比重。根据营养学家的研究，食物通常被分为五大类，而合理的饮食结构可以将这五类食品按照金字塔顺序排列，依次是：

金字塔第一层，也是底层，这类食品所占的比重最大，包括薯类和谷类。米、面、杂粮等属于谷类食品。而薯类则有甘薯、土豆、木薯等。这一类食品含有丰富的糖分、膳食纤维等，能够有效地补充人体所需的蛋白质、糖类、膳食纤维及B族维生素。

金字塔第二层的食品为蔬菜水果类，包括常吃的蔬菜、植物根茎、果实等，这类食品含有最为丰富的膳食纤维、B族维生素、矿物质和胡萝卜素，能够有效地补充人体需要的营养物质。

金字塔第三层的食品为动物性食物，这类食品包括各种肉类、蛋、奶等，动物性食物含有大量的蛋白质、脂肪等，能够为人体提供所必需的矿物质、B族维生素、蛋白质等。

金字塔第四层为豆类及其制品，大豆及其他豆类即属于这一类食品，这类食品可以为人体提供大量的膳食纤维、蛋白质、脂肪、B族维生素和矿物质等营养元素。

金字塔第五层为纯热能食物，做菜时用的淀粉、食用糖等辅料以及植物油、酒类等就属于这一类别。纯热能食物主要为人体提供能量，所以处在膳食金字塔的顶端。但建议不要过多地摄取，控制摄入量在每天25克之内。

总之，要做到膳食营养平衡，就要严格遵循科学的膳食调整原则，建立起科学的膳食观，养成健康的饮食习惯，科学合理地安排饮食，保证人体营养的平衡，才能远离疾病，保持身体健康。

本草饮食：防病抗衰，养疗结合

在本草的养生作用被逐渐发掘的过程中，人们发现，将本草养生作用与饮食相结合会收到意想不到的良好效果。不少性质温和，易于取用的中草药经过简单的加工后加入日常饮食中，能起到防病抗衰、养疗结合的多重功效。而这种发现也正是遵循了《本草纲目》中饮食原则的结果。下面我们就来了解一下，遵守本草饮食原则的饮食，会给身体健康带来怎样的好处。

1.预防作用

将本草用于饮食进行预防疾病，这种方法在古代有相关文字记载。如用动物肝脏预防夜盲症，用海带预防甲状腺肿大，用谷皮、麦麸预防脚气病，用水果和蔬菜预防维生素C缺乏病等。而现代研究也证明，人体如果缺少某种食物成分，就会导致一些疾病发生。本草饮食从一定程度上可以起到相关疾病的预防作用。这也是对中医未病先防思想的一种诠释。

除了从整体观出发的饮食全面调理和有针对性地加强某些营养食物来预防疾病外，一些饮食本草还具有特异性，可直接用于某些疾病的预防。如用葱白、生姜、芫荽、豆豉等可预防感冒，用大蒜可预防癌症，用荔枝可预防口腔炎、胃炎引起的口臭症状，用生山楂、燕麦能降低血脂、预防动脉粥样硬化等。饮食本草对疾病的这些预防作用，大都是经过实验研究证实的，也越来越多地引起人们的关注。

2.延缓衰老作用

饮食本草中有许多种都归于肺、脾、肾三经，对人体有不同的补益作用，而中医养生抗衰老也多从补益肺、脾、肾入手。虽然生、长、壮、老、死是人类的自然规律，生命的最终衰亡是不可避免的。但是，如果注重利用饮食本草进行养生保健，及时消除病因，使机体功能协调，而使衰老延缓，所谓"延年益寿"还是有可能的。

3.滋养作用

中医学认为，各种各样的食物进入人体，通过胃的吸收，脾的运化，然后输布全身，成为水谷精微，从而滋养人体。这种后天的水谷精微与先天真气相结合，形成人体的正气，从而维护正常的生命活动和抵御致病因。由此可见，食物的滋养是人体赖以生存的基础。

4.治疗作用

　　饮食本草的治疗作用主要表现在补益脏腑、泻实去邪和调整阴阳三个方面。如鸡汤可用于虚劳，当归羊肉汤可用于产后血虚，动物脏器可用于滋补相应的脏腑等，这就是饮食本草"补"的作用。而山楂消积、薏苡仁祛湿、赤小豆治水肿等，是利用了食物"泻"的功能。阳虚的人选用羊肉、牛肉、干姜等甘温、辛热类食物补助阳气，阴虚之人选用百合、淡菜、海参、银耳等甘凉、微寒类食物养阴生津等，进而用饮食本草来调整人体的阴阳平衡。

第四节
《本草纲目》中的入药规律

找对病源是用药的根本

　　无论疾病表现出的症状如何千奇百怪，都会有主要病因，找对病因，才能真正做到对症下药，彻底治愈疾病。病因也叫致病因素，就是指打破人体相对平衡的状态而引起疾病的原因。

　　在中国古代的中医病因学中，病因被分为3种，即外感病因（如六淫、疠气等）、内伤病因和其他病因。外感病因是指由人体外部进入身体内部而引发疾病的致病因素。这类病因又可大致被分为两类，即六淫和疠气。所谓六淫，具体是指风、寒、暑、湿、燥、火六种外感病邪。当季节变化过剧，超过人体自身所能调节适应的限度，疾病就会产生。而疠气是一种具有强烈传染性的外感病邪，通常会引起传染病的发生，如瘟疫就是疠气所致。

　　内伤病因则是相对于外感病因来说的，是当人的情感或行为过激或过于低迷，不寻常度时，人体自身无法调节，而直接伤及脏腑导致疾病发生。这类致病因素不同于外感病因，不是人体外的病邪入侵，而是自身内在引起的，因此称为内伤病因，具体又包括人之七情、饮食失调等。

最后一类病因即其他病因。这一类病因既有可能是外因，如外伤等，也有可能是内因，还有可能是以内因为主，但又不单纯是内因，还结合了外因共同致病，如劳逸损伤就属此类。

在《本草纲目》主治的条目中通常会对药材的主治病症做出大致的总结。比如：赤简"助阳气，可补五劳七伤，治风虚眩晕头痛。"这里的"五劳七伤"和"风虚"都属于病因的范畴。由此可见，中医讲求治病求本的理念是自古相传的。治病求本就是要找出导致疾病发生的致病因素，并有针对性地进行治疗，这也是辨证治疗所必须遵循的。

要真正做到治病求本，就必须弄清与"本"相对的另一个概念——"标"。"标""本"是一个相互对立的概念，各自都有多种解释，明白"标""本"后，可以据此说明疾病发生过程中所产生的各种矛盾双方的主次关系。从正邪这对矛盾关系来说，正气为本，邪气为标；而以病因与症状这对矛盾关系为例说明，则本即病因，标即症状；再从病变的部位来说，内脏为本，那么体表就是标；而以疾病发生的先后来看，旧病是本，与之相对的新病是标；原发病是本的话，继发病就是标。从这些例子中可以形象地了解"标""本"的关系。任何疾病从其发生到发展壮大，总伴随着不同的症状，但根据"标""本"的关系释义，这些症状只是疾病的现象，也就是"标"，而非疾病的本质。要找寻本质，就只有通过广泛调查搜集资料，仔细研究，全面细致地了解疾病的各个方面，包括各种症状所表现出来的全部情况，然后加以科学分析，才能透过现象看本质，找出病因所在，这就是一个发现"本"的过程。只有深入本质后确立有针对性的治疗方法才是真正得当的治疗方案。举例来说，当人们感到头痛的时候，引起的原因可能是多种多样的，有可能是受寒、血虚、焦躁、瘀血、肝阳上亢等多种原因，那么在确定治疗方案时就必须细致地诊断，全面观察研究，并根据有关疾病的表现材料进行综合分析，找出致病的根本原因，从而做到对症治疗，这就是"治病必求其本"的全部意义所在。

中医用药，如同战场用兵，讲求配合密切，有方有术。主要治疗之药类似统帅，是针对疾病的主要症结，而其他辅助药物为副将，与主要治疗药物协同作战，从而达到治病求本、对症治病的目的。

病症有缓急，药方分大小

疾病有重轻急缓之分，针对不同程度的疾病，用药方法也不一样。平常的轻微感冒、低烧等，吃少量单一药物就可以解决。但当遇上严重疾病时，就不是吃一种药物可以解决的，在主治药物之下还需配合使用许多其他的辅助性药物，也就是说当病症急缓不同的时候，药方也同样有所区分。

随着医学的发展，用药水平的不断提高，从最初治病时依靠单味药向多味药共同使用发展，这一发展的结果就产生了中医方剂。"药有个性之专长，方有合群之妙用。"组方的目的是将多味药进行合理搭配使用，在提高药物整体疗效的基础上，又达到降低或克制毒副作用的目的，同时还能适应对复杂病情的治疗需要，大大扩展了治疗范围。然而，组方绝不是将多种药物进行简单的堆砌和罗列，将药效单纯相加，而是要根据不同疾病的轻重程度、症状、病因，在辨证的基础上，依据一定的组方原则，选择适合治疗该种疾病的药物，并规定特定的剂量而组成，各种药物在方剂中是相互作用，其发挥的功效大于只是将药物简单相加所得的功效。

在制定某一疾病的药方时，规定的各种药物并不是一成不变的，而是随着病情的变化不断进行增减。具体来说，药物的增减是在病情主症不变的情况下，保证治疗的主药不变，而随着疾病的次要症状或兼证的变化，增减方剂中其他辅助药物的种类和数量，改变方剂药物的配伍环境，从而产生整个方剂的功效变化，以适应不断变化的病情需要。这种改变药物配伍环境的方法是临床中运用成方最常用的方法。可以有加味变化，也可以减味变化，还能有加减俱有等三种变化。如将方剂桂枝汤加减变化，就可以得到桂枝加葛根汤、桂枝去芍药汤。而将麻黄汤进行加减则有华盖散等。这种加减变化又被称为随症加减。但随症加减有一个总的原则，就是在对成方的辅助药物进行增减变化时，始终要保持主药在一定比例，否则完全减去主药，就不能称之为某方加减，而是另行组方了。

保持主药不变的方剂药味的增减变化，即使原方的配伍关系发生了变动，但该方剂的主治病症仍然与原方一致。而另一个变化不是药物种类的增减，而是药量的增减变化。即是指保持方剂中各组成药物的种类不变，只对各种药物所用的剂量进行增减变化，从而导致方剂中各种药物的主次地位、配伍关系发生改变，这一改变直接导致某一方剂的主治病症和功效发生变化，这种变化既包括量的变化，又包括质的变化。如将四逆汤的药量进行增减变化就可以得到通脉四逆汤。对药量进行增减可以导致单纯的药力大小改变，影响某一方剂疗效的强弱。同时也可以是另一种变化，即因为药物配伍主从关系变更而导致整个方剂的治疗功用、主治症发生改变。如厚朴三物汤和小承气汤，这两个方剂的组成药物均包括厚朴、大黄、枳实这三味药。但前者的厚朴用量数倍于大黄，因此该方剂具有行气消胀的功效，主治气滞便秘之症；反之，后者大黄的用量数倍于厚朴的用量，因此该方剂主治热结便秘。两方剂虽然药味相同，但就因药物剂量的不同，使得整个方剂的主治病症也不相同。

除药味及药物剂量的变化外，还有剂型的更换变化，这是指同一种方剂，既不改变所含药味，也不改变各药味剂量，而是因病情缓急或为了方便病人服用、携带、贮存等需要而选择不同剂型的变化形式。这种变化能够引起方剂药力大小的改变。如用于治疗脾胃虚寒的理中丸，将其改为汤剂内服的时候，其功效发挥得更快，治疗的力度也更强。反之，当病情较轻或较缓时，则易汤为丸，以图缓治，而且更方便于携带和贮藏。

总之，在使用药物进行治疗的时候，必须根据病情的不同，及时对方剂做出改变，才能适应病情变化的需要，同时也可以最大限度地减轻药物毒性给人体带来的不良反应。

服药有讲究，别让贪食伤药效

在治疗疾病的时候，即使医生找对了病因，制订出了行之有效的用药方案，但有时候这些药物的功效仍然不能得到很好的发挥，其原因就在于，服药方法不正确也会使药物的功效大打折扣。

服中药需要适当忌口这是大家都明白的道理。若在服中药期间，不注意忌口，随便吃了不适当的食物，有的可能只是降低了药物的治疗功效，而严重的可能还会加重病情。需要注意的是，无论是中医还是西医，都有大量的药物在服用时是需要忌口的。之所以需要忌口的原因可以归结为两方面，一方面是药物本身所致，另一方面是疾病所致。

为了治疗疾病而服用的某些药物需要忌口的情况大量存在。在中医药物中，因为一些食物所含的特定成分能够影响一些中药药效的发挥，造成药物疗效降低的后果，甚至更为严重的是会与该药物的疗效相对抗或者加重该药物的毒性。在《本草纲目》中，这种例子不胜枚举，如病人在服用人参、白术、何首乌、党参、山药等，不但需要忌食萝卜，也需要忌饮茶。而在服用治疗内热的中药时，要注意不要同时食用性温、热的食物，如羊肉、狗肉、葱、姜、蒜、胡椒等，因为这些食物会与治疗内热的中药药效相对抗，不利于清热散热。所以，当需要服食治疗内热的中药时，伴随食用性寒、凉的食物才是对病情有利的。一些古书中对服用中药需要忌口的情况都有记载，这些记载的忌口食物不注意服用会降低药效，甚至相互对抗加重药物毒性：

乌梅、黄连：忌与猪肉同食。

胡桃、荞麦：忌与鸡肉同食。

羊肉：忌与醋同食。

服用清热中药：忌食葱、姜、蒜。

龟：忌与鸭肉同食。

荆芥、薄荷：忌与鱼、蟹同食。

人参、党参、何首乌、白术、蒜、茶：忌与狗肉同食。

地黄：忌与葱、蒜、萝卜同食。

荆芥、柿子：忌与蟹同食。

生葱：忌与蜂蜜同食。

山药：忌与白萝卜、茶、水果、海带等碱性食物同食。

柿子：忌与白薯、白酒、蟹同食。

朱砂：忌与血同食。

土茯苓、威灵仙：忌与茶同食。

此外，不仅中药需要忌口，很多西药在服用时也要注意忌口。这些西药包括激素类药物，在服用激素类药物时不能同时吃动物肝肾等含有维生素A较多的食物，因为维生素A对激素会产生破坏作用，从而使激素丧失其功效。而在服用如B族维生素、核黄素、四环素、利福平等，都需要忌饮茶。

除了药物本身的原因导致忌口外，还有一大部分忌口是因为疾病的需要引起的。某些疾病，如高热病要忌口性温、热的食物，即葱、姜、蒜、辣椒等辛辣食物。因为这类食物不但不能清热解毒，反而有助火上炎的作用。而患胃肠病这类疾病，如肠炎、痢疾等，就不能在生病期间食用生冷、荤腥、干硬的食物。还有患水肿的病人不能吃盐；患糖尿病的病人要忌食糖；患有气管炎、哮喘、过敏性皮炎等疾病的病人，在生病期间，不能吃含有大量异性蛋白的食物，如鸡头、猪头、羊头等，也要少吃鱼、虾、韭菜、大蒜等，因为这些食物中含有的异性蛋白会使病人发生过敏反应。

所以，要想所服用的药物能够充分发挥疗效，更快更好地治疗疾病，就必须关注服药时的注意事项，在医生开出处方时要询问药物服用的方法与忌口的食物，保证能够正确地服用药物，才能达到预期的治疗功效。

诸药间亲疏：相须相使相畏相恶各不同

每种药物都有其特性和功效，不同的药物相互之间的联系也各不相同，有些药物能够相互配合加强对治疗某一种疾病的功效，而有些药物之间药性相克，共同使用只会抑制疗效发挥。在中医的治疗方法中，通常都要选用两种或两种以上的药物相互配合来治疗疾病，这既是为了增强药物的整体疗效，也是为了最大限度地抑制药物的毒性，减小其对人体的损害。但是正如上述所说，药物之间亲疏远近的关系不同，可能相生也可能相克，当选用了错误的几种药，使得药物配伍不当的时候，不但不能达到增强药物整体疗效的目的，甚至其功效还会比原来使用单一药物的效果更小。

因此，生病时不能盲目地服用药物，要想药到病除，必须合理地进行药物配伍，否则只会造成药品浪费，身体负担增加，严重的还会产生许多不良的反应。因此，用药时，必须清楚诸药间的亲疏关系。按照传统中医的观点：中医五行，辨证择方，重相须相使、相生相克、相畏相恶相反之理。而本草有七情，即将多种药物进行药物配伍能产生七种不同的作用。这七情分别是指："单行""相须""相使""相畏""相恶""相杀""相反"。

"七情"之一的相畏是指不同药物配伍所产生的药物之间互相抑制的效果。例如当某些药物有毒性的时候，如果配合一些能够抑制其毒性的药物共同使用，就能有效避免该药物的毒性对人体产生损害。如中药中的半夏有毒，而能与生姜相畏，当半夏与生姜共同服用的时候，就能有效抑制半夏的毒性。

　　"七情"之一的相恶是指对进行药物配伍时，一种药物搭配另一种药物使用时会减弱其功能。如生姜恶黄芩，因为黄芩会减弱生姜的温性。而人参恶莱菔子，因为莱菔子会减弱人参的补气作用。

　　"七情"之一的相杀是指不同的药物配伍时所产生的一种药物消除另一种药物的中毒反应的效果。如绿豆能消除巴豆的毒性。

　　"七情"之一的相反是在对药物进行配伍时，两种药物共同服用后会产生强烈的不良反应。如乌头反半夏，因为相反的药物共同使用会导致严重的不良反应，因此要尤其注意。这就涉及中药里的用药禁忌。首先是十八反，作为中药配伍禁忌的一类，是指当同时使用两种药物时，发生强烈的不良反应，叫作相反。之所以称作十八反，就是因为相传有十八种药物相反。除十八反之外还有十九畏，这是中药配伍禁忌的另一类。相畏是指当同时使用两种药物时，一种药物受到另一种药物的抑制，使其毒性或功效不能完全发挥，甚至完全丧失其功效的情况。之所以称为十九畏，同十八反的情形一样，因为相传有十九种药物相畏。

　　无论是七情还是十八反、十九畏都是帮助人们在药物配伍时，如何能够将药效最大限度地发挥，将毒性最大限度地抑制。根据各种药物之间的相须、相使、相畏、相恶各不同，制订正确的药物配伍方法，才能有效治疗疾病，保证人体健康。但需要注意的是，这其中的十八反和十九畏尚未得到现代医学的完全印证，使用时要谨慎。

四季用药：升降沉浮各不同

　　根据四季气机升降浮沉节律，四时有"春升、夏浮、秋沉、冬降"的周期性变化，祛邪有汗、吐、下之别，何种时令适合何种治法，中医中十分讲究时间的运用。

　　对于用四季阴阳盛衰和气机升降浮沉节律确定治则，明代李时珍在《本草纲目》和《四时用药例》中都有相关内容的介绍，比如"升降浮沉则顺之，寒热温凉则逆之"，也就是说，从四季阴阳盛衰节律来看，春夏属阳，阳盛则热，宜逆之以寒凉性药物治疗。秋冬属阴，阴盛则寒，宜逆之以温热性药物治疗。从四季升降浮沉节律来看，宜顺其春夏升浮，秋冬沉降之势，春夏用升浮药，秋冬用沉降药。并且详细列举了应用的药物，"春月宜加辛温之药，薄荷、荆芥之类，以顺春升之气，夏月宜加辛热之药，香薷、生姜之类，以顺夏浮之气，长夏宜加甘苦辛温之药，人参、白术、苍术、黄柏之类，以顺化成之气，秋月宜加酸温之药，芍药、乌梅之类，以顺秋降之气，冬月宜加苦寒之药，黄芩、知母之类，以顺冬沉之气，所谓顺时气而养天和也。"

医学用药要遵循一定的用药原则、治疗原则。而这些都是通过方药的应用来体现的。四季不同，立法有异，用药自然也有所差别。在四季用药之中的这种差别就被称之为"时药"与"时禁"。简单地讲，就是不论患何种疾病，除了辨病施治外，还要根据四季的不同，配伍时令性药物，以适应四季时间气候的特点。

另外，每个季节里人体不同脏器用药的宜忌也有所不同。首先要了解主要脏器的季节属性。比如，肝主春，心主夏，长夏主脾，秋主肺，冬主肾，这是五脏与四时相应的节律，根据这一节律再结合五行生克规律可以确定治则。具体如春月宜疏肝养脾，因肝主春，直治其脏宜疏肝治肝，木克土，肝木旺易克伐脾土，故又要注意调养脾胃。正如罗天益所主张的，春三月，少阳用事，生发之时，唯当先养脾胃之气。其于春月治病，奉行"论时月，宜升阳，补脾胃，踢风木"的用药原则。又如万密斋治小儿疹疮，初发解肌后，于肝旺风木主事之春月，立调养之方药，如四物汤加防风、黄芩、木香、青皮、羌活，折风木之胜。又用四君子汤加芍药，补脾土受制，二方相间服之，以助其不胜，抑其所胜，皆属此用。

总之，根据四季不同，选择不同的药物是中医学的特色之一，有时能起到意想不到的效果。

第五节

《本草纲目》在生活中的应用

《本草纲目》中的养颜经

　　《本草纲目》作为东方医药巨典，中国传统医学、药物学的集大成者，不同的人对《本草纲目》会产生不同的看法。在医生眼里，《本草纲目》就是一部集大成者的药典巨著；在生物学家眼中，《本草纲目》是一部关于植物的百科全书；而在美容师看来，《本草纲目》则是一部关于女性美容养颜的宝典圣经。

　　《本草纲目》在养颜方面确实做出了极大的贡献，其内容涉及大量的养颜驻颜之术。

　　首先是"面黑令白"。这是关于美白的方法。具体操作方法是，取一个冬

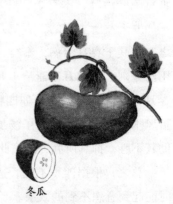

冬瓜

瓜，将其切成薄片，全部放入锅内，再在锅内加入一升半的酒，加入一升水，用火将其熬煮至烂熟，然后滤去药渣，再熬一次让剩余物成膏状，用事先准备好的瓶子盛这些膏状物，使用时只需每天晚上像涂面膜一样涂一次即可。

其次是关于祛除"面上雀斑"的方法。这种方法根据书中所记为：取适量白茯苓末，用蜂蜜兑匀，每晚将混合物敷在脸上即可。

最后是关于如何除"面上粉刺"的方法，这类方法也是简单易行，用"桃花、丹砂各三两为末，每服一钱，空心井水下，日三服，十日知，二十日小便当出黑汁，面色莹白也"。

关于这样的养颜秘方，《本草纲目》中还辑录了很多，通览此书，可以让你找出许多行之有效又简单易行的美容方法，然而真正的美丽需要由内而外，由表及里。即使外表光鲜也并不是真正的美丽，只有那些素面朝天依然让人感觉美丽，整个人看上去青春靓丽、充满活力，才能算真正的美丽。要做到这一点，那么仅靠几个美容秘方是绝对不够的，必须从内在补起。而《本草纲目》正是以自然本草来引领美丽潮流，告诉你如何从内在开始打造容颜，让美丽由内而外地散发出来，进而让你明白外表精心雕饰过后所得的美丽是如此不堪岁月的冲洗，让你深化对美丽的认识。

每个女人都是爱美的，女为悦己者容。《本草纲目》中的养颜方法和养颜美容的观点帮助爱美的女性认识到了由内而外的美丽才是真的美丽，要做到这一点，当然就需要内在的调理，这样的方法也有很多。如山药薏仁茶，即以山药和薏仁一起用水煎，代茶饮用，有提气活血的功效，服用后容光焕发，精神好。

女人要想抵住岁月的无情磨炼，始终保持良好的精神状态，青春常驻的美丽，远离肤色暗淡、皮肤松弛等问题，不妨将《本草纲目》当作养颜的枕边书，学习用本草打造独属于自己的美丽，保持自身的美均衡、自然、持久不衰。

《本草纲目》中的益寿经

从长生不老的传说故事，到不老仙丹的炼制，再到当今科学家奋斗在实验室里不断找寻延长人类寿命的方法，可见，健康长寿一直是人们孜孜不倦的追求目标。《本草纲目》在延年益寿上有很多精妙的建议，因此，也可以说《本草纲目》是一部益寿经。

决定长寿的因素很多，而其中最为关键的因素便是饮食习惯。人生在世，三日不饮水，五日不吃食，便活不下去，饮食与人体健康息息相关，而且关于食物怎么吃、吃什么样的食物都能对人的活力及寿命产生重大的影响。《本草纲目》告诉人们延年益寿的方法，最根本的就是养成长寿饮食的良好习惯。随着近些年科学的发展，医学研究的不断深入，科学家们提出了饮食要有规律、注重营养搭配、食物多样化等科学饮食原则。

岁月无情催人老，当有一天我们发现自己的头发白了，牙齿渐渐松动了，该怎么办呢？从《本草纲目》中得到的启示就是"补"，但不是乱补。怎么补，补什么，也是有讲究的。

李时珍所提倡的食补养生益寿观，就是说要想延年益寿，最好的方法是依靠长寿饮食，从食物中摄取营养。现在想来，生活中的长寿老人，大多很少买什么补药，寻找偏方来保持身体强健，可是却拥有了别人羡慕不已的健康高寿。只是简简单单地生活，平平常常地吃好一日三餐而已。

由此可见，《本草纲目》中提出的食补是帮助人们保持健康长寿的绝佳方法，对于中老年朋友而言，把精力放在购买额外的营养品、补药上实在是没有必要，只要注重四类食物的合理摄入，就能保持身体处于健康的最佳状态。

第一类食物是蛋、奶、肉、鱼、豆。这一类食品富含蛋白质。随着年龄的增长，到了中老年，人体极容易缺乏蛋白质，所以这类富含蛋白质的食物不可或缺。但食用应适量，具体的吃法可按照以下进行：保证自己每日餐桌上都有1个蛋、2杯奶、150克肉以及适量豆类。一般人每日应该吃1个蛋，但对于那些患有心血管疾病的患者来说，可将每日1个蛋的食用量减少到每周3个。一天饮2杯奶，这里的奶可以是鲜奶、调和奶，也可以是奶粉冲调的复原乳，都可以起到有效补充人体蛋白质的作用。保证每日食用肉在100~150克之间，其中又以鱼肉类为佳，因为鱼肉具有高蛋白质低脂肪的特点，在保证人体蛋白质摄入的同时，能够降低人体的脂肪摄入。同时，还应保证每周吃1~2次肝脏。每日吃适量的豆制品，包括豆腐、腐竹、素火腿等。

第二类食物是蔬菜水果。蔬菜水果以其含有丰富的膳食纤维、维生素与矿物质而著称，中老年人每天都应该保证自己的饮食中至少有3碟菜，2种水果。多吃蔬菜水果，其中的膳食纤维能够润肠通便，同时也能补充人体所需的维生素与矿物质。

第三类食物是五谷杂粮。五谷杂粮含有丰富的糖类，是人体所需热量的主要提供者，作为主食，更是每日饮食中不可缺少的。中老年人每天应该吃2~4碗米饭（饭碗不宜过大或者过小，中等就好），米饭最好以粗粮与细粮6:4的比例搭配为宜。

第四类食物就是油脂。油也是提供热量的食物之一，它在人的饮食结构中也占据了很重要的地位，但每日不宜摄入过多，以大概2汤匙为宜，而且食用油最好选择植物油，如市面上常见的玉米油、大豆油、葵花油等。

《本草纲目》向我们传达了一个重要的益寿观念：注重饮食，合理搭配，保证营养补给平衡。在科学的养生观指导下，我们会更加健康长寿。

《本草纲目》中的"性"福保健

古人说过："食，色，性也。"即是说，无论是食欲还是性欲都是人类的本性，是生而有之，不可或缺的。而事物之间都是相互联系的，食欲和性欲也是一样，具体就表现在食物与人的性功能之间存在相互依存、相互促进的关系。无论是传统医学还是现代医学，都通过深入的论证研究发现，通过一定的膳食选择就能帮助人体达到壮阳、强精和补肾的功效，能够极大地促进性欲、性反应，对日常的性行为能够产生有利的影响。

《本草纲目》中虽未单独阐述本草对于性功能的作用，但其中收录了诸多有益于生发阳气、益肾壮阳的物品。那么，如何对性保健食品进行选择呢？从调节与维护性机能的角度考虑，可在日常饮食中选择以下的性保健食品。

1.男性性保健食品

中药里有许多药物都能起到激发男性性能力的作用，植物类的性保健药物有指头花、肉桂、甘草等，动物类的性保健药物包括海狗鞭、虎鞭、蚕茧等，自古时起，人们就知道这类药材能够"壮阳"，会用这类药材泡酒、制汤，从而达到以形补形、壮阳的功效。从一方面来说，以形补形不过是人们千百年来总结的食疗方法，经过科学验证后，这类药材主要是因为包含了丰富的蛋白质、角质素、氨基酸、胶质、钙酵素、性激素和各种矿物质，这些营养元素是制造精子的主要成分；从另一方面来说也能起到直接刺激性腺的作用，因而才能作为性保健药物食用。

胡椒和大蒜。多吃胡椒和大蒜极有可能发生"乱性"，这也就是那些为修养身心而选择素食生活的人绝对不沾胡椒和大蒜的原因，因为这类食品有刺激性的味道，从而起对性欲的刺激作用，不利于身心修养。要想验证这两类食物是否真有提高性欲的能力，嗜吃大蒜的你可以尝试一下在一两周内绝对不沾胡椒和大蒜，再看看你的性行为能力会发生何种变化。

2.女性性保健食品

中医学中认为的女性性保健药物或食材，主要是能够起到滋阴的作用。这类食材有很多，最著名的有乌骨鸡，其历来被认为是女性滋阴补肾的绝佳食品。乌骨鸡又名乌鸡，含有丰富的蛋白质、脂肪、维生素E。这类物质有滋阴补肾的作用，尤其适合成年女子食用，可大大提高成年女子的性能力。

和谐美好的性生活是夫妻之间和乐美满的内容之一，性生活和谐可以极大地增进夫妻双方的感情，使夫妻生活幸福和美，让双方的爱情持久不衰。此外，和谐的性生活还能滋养身心，让皮肤变得更加红润光泽，容颜不衰，对增进身心健康和延缓衰老起着重要作用。而适当的营养如同润滑剂和兴奋剂，有助于辅助性生活完成这一美容功效。中国古代就有人研究食物对性的保健作用，许多医学家、养生学家、房中术家及道家都在他们的著述中记载了调节性欲的食品和药膳，并记述了许多食品对性功能的影响。药膳食品、药酒、药茶、药粥、药膳汤菜中有不少品种就是针对男女性保健和调节性功能而推出的。

总之，科学合理地摄取营养，将有助于性生活的和谐、容颜的保持，益处良多。

《本草纲目》中的孕产保健

孕产期的保健无论是对产妇还是婴儿来说都非常重要，只有做好孕产期的保健工作，才能保证婴儿出生的健康以及产妇生产之后身体的顺利恢复。

中医学中有不少指导孕产妇加强保健方面的内容。中医主要是从饮食角度进行孕产妇的保健，确立了"产前宜凉，产后立温"的饮食原则。女性在生育期间处于气血旺盛之时，而腹中胎儿因生长发育的需要，会不断接受母体的气血滋养，此时，无论是母体还是胎儿都处于新陈代谢比较旺盛的时期，母体的阴血相对不足，而阳气偏亢，为保持母体内阴阳平衡，就必须忌食性温热的食物，这就是所谓的"产前宜凉"。

总之，怀孕期间的饮食，最好以性凉食物为主，还要注意补充足够的营养，应多吃果蔬类食物，而那些辛燥食物如姜、葱、蒜、辣椒、狗肉、羊肉等，最好少食。至于食物属性的分辨和功用，《本草纲目》中都给出了明确的内容。

产后妇女的身体因生产过程中耗血气过多，呈虚寒状态，多见瘀血内停，免疫力低下。这时候最适合以性温的食物来滋补身体，在饮食上多吃鸡肉、羊肉、牛肉等性温热食品，并配以益母草、当归、黄芪等药品补之，起居也不能贪凉着风，这就是"产后立温"之说。

除了确立孕产期的饮食原则外，在许多中医古籍中，还记载了大量关于孕妇饮食上的禁忌。例如薏仁，中医认为，薏仁有利水滑胎之功效，孕妇使用薏仁容易催产。经过临床证明，孕妇食用过多的薏仁，会导致羊水大量流出，不利于胎儿。此外，羊奶和肉桂这两样食材在中医看来属性味（燥）热之物，孕妇食用后易胎动不安。这是因为母体服用燥热食物后会直接影响到胎儿，甚至使产后的宝宝皮肤也比较差。再者是马齿苋，很多人将其做菜食用，但对于孕妇来说，马齿苋可以增强子宫的收缩，容易造成孕妇流产。

除了传统中医外，现代医学以及临床营养学又从另一个角度对孕产妇的保健提出了很多宝贵的指导意见。

根据临床营养学的研究发现，充足的营养是人体健康的基础，人类要想保持机体功能正常运转，就必须从每日的饮食中吸收到满足人体活动的充足营养素。这一点对于孕妇来说尤为重要，因为孕妇不仅自身需要足够的营养以维持自身活动的正常运转，而且腹内胎儿的生长发育所需营养也是从母体内吸收所得。因此，如果孕妇摄取营养不够，不但影响自身身体健康，还会造成腹内胎儿的发育不良。那么，孕产妇、哺乳期母亲如何才能做到每日摄取足够的营养呢？对于大部分家庭来说，这都是难以弄清楚的问题。从医学上来讲，如果孕妇缺铁，就会有贫血的症状发生；缺钙的话，会导致妊娠高血压综合征，也会使腹中胎儿生长发育缓慢；而缺乏维生素，会让母体分娩后无法分泌足够的乳汁，且身体虚弱，婴儿智力发育不好等。营养对于孕妇很重要，但补充营养时不能盲目。很多孕妇担心胎儿发育不好，怀孕期间不加节制吃大量补品，结果只是导致自己的身体日益肥胖，腹中胎儿过大，顺产时的危险性增加，产后乳汁分泌受阻。

因此，孕产期间补充营养有学问，只有做到合理适度地补充营养，才能做好孕产期间的保养工作。例如，当孕妇有手足抽搐或者痉挛等症状时，就表示孕妇体内缺乏钙和维生素D，这时候就要着重补充这两种营养元素。而当孕妇出现牙龈肿痛、出血等症状时，有可能是孕妇体内缺乏维生素C，就应该加强维生素C的补充。总之，孕产期间要注重合理调配膳食，有针对性地补充营养，只有这样才能大大减少妊娠的发病率，生下一个健康的宝宝。

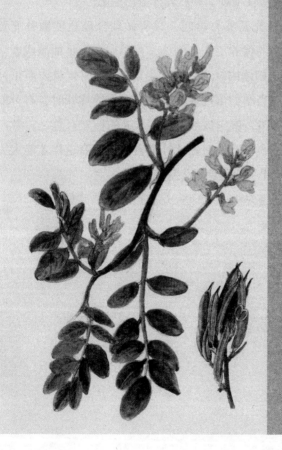

第二章

《本草纲目》里的「中庸」之道

第一节
平衡阴阳，浇灭身体的"邪火"

人体内有小阴阳，保持平衡别失调

阴阳的概念是中国传统文化里非常重要的一环，博大精深的中医理论中处处体现出阴阳观。《本草纲目》也遵循"一阴一阳谓之道"的阴阳学说，对于所辑录的本草，不仅阐明了阴阳与物种、形体、气味、脏腑的关系，也厘清了与四时气候、地理方位的关系。

人之所以生病，就是因为身体阴阳失调，出现"不通""不和"的情况，而治病养生就必须调和阴阳。《本草纲目》中记述，用药必须顺四时阴阳之律。如春天万物化生，阳气向上，就要用辛温之品助气；夏日燥热，就用甘苦辛热之物，以顺成化之气；秋气肃杀，应以酸温之药，以合阳下之气；冬天消沉，得取苦寒之类，以符阴沉之气。这就是《本草纲目》的阴阳观，也是对我国古代中医理论的继承和发扬。

中医认为天地有阴阳之分，人体有阴阳之分，疾病同样有阴阳之分。阴性疾病和阳性疾病的发病原因不同、症状不同，防治也有所不同。

阴性疾病发病慢，治疗也比较慢，需要经过长期的调理才能痊愈。这种病主要由寒气引起，而寒气主要是从腰腿以下侵入人体。人在受到寒气侵袭的时候，就会出现肢体蜷缩、禁锢以及手脚僵硬、伸屈不畅等症状。

根据阴性疾病的起因，其预防应着眼于保暖，尤其是脚部。从现代医学来看，天冷时，人的胃肠消化功能就会比较脆弱，因此一些原来就患有肠胃疾病的人，症状会变得多发且更加严重。即使是以前没有肠胃疾病的人，这个时候也很容易免疫力低下，出现胃痛，或者腰部受凉，导致腰肌劳损、腰椎间盘突出症等。

所以，预防阴性疾病首先要注意保暖，坚持每天用热水泡脚，然后用手指搓揉脚跟、脚掌、脚趾和脚背。容易手脚冰凉的人或者关节炎患者，还可以在睡觉时将脚垫高，以改善血液循环。

阳性疾病与阴性疾病恰恰相反，阳性疾病往往属于急性病，发病快，治愈也比较快。这种病主要由热气引起，而热气多是通过人体上半部侵入人体的，表现为肢体舒张、肿胀、活动迟缓、筋骨不适等症状。夏天的时候，应该注意给头部降温，保持头部的清醒。特别是高温天气运动劳作后，头部血管扩张，一定不要用冷水冲洗，否则可能会引发颅内血管功能异常，出现头晕、眼黑、呕吐等症状，严重的还可能导致颅内大出血。所以，应该"以热治热"，及时用热毛巾擦汗促进皮肤透气。

人体就像自然界，无论体内阴气过盛还是阳气过盛，都会导致疾病。所以要想健康，阴阳调和显得至关重要。应该把人体的阴阳调和作为一个重要的养生法则，坚持合理的生活习惯，调摄精神、饮食、起居、运动等各个方面，这样才能够强身健体、预防百病。

干、红、肿、热、痛——上火的五大病源

嘴里长疱、口腔溃疡、牙疼、牙龈出血、咽喉干痛、身体感到燥热、大便干燥……所有的这些都是现代人常遇到的问题，而这些也都是上火的表现症状。

"火"是身体内的某些热性症状。一般所说的上火，是人体阴阳失衡后出现的内热症。上火的具体表现一般在头面部居多，比如咽喉干痛、两眼红赤、鼻腔热烘、口干舌痛以及烂嘴角、流鼻血、牙痛等。实际上，中医认为人体各部位都是有联系的，身体各个部位都应该有不同程度的表现。

元代医学家朱震亨认为，凡动皆属火，火内阴而外阳，且有君、相之分。君火寄位于心，相火寄位于命门、肝、胆、三焦诸脏。人体阴精在发病过程中，极易亏损，各类因素均易致相火妄动，耗伤阴精。情志、色欲、饮食过度，都易激起脏腑之火，煎熬真阴，阴损则易伤元气而致病。

上火，在内暗伤阴精，于外表现出各种症状，常见的上火症状有心火和肝火两种，而火又分虚实。

虚火指的是人体阴液的不足，阳相对于偏盛，表现出来的症状一般是：低热、盗汗、小便颜色清、大便稀软、舌苔发白，治疗时要用补法。实火指的是阳盛体征，正常情况下，人体阴阳是平衡的，如果阴是正常的而阳过亢，这样就显示为实火，具体表现症状为：高烧、大汗、口渴爱喝冷饮、口臭、舌苔发红、小便颜色黄气味重、大便干结等。实火的治疗要用清热、降火的泻法。

现代人之所以容易出现红、肿、热、痛、烦等上火症状，与不注重饮食、经常贪吃凉食、吃五谷太少而吃制成品太多、工作压力大、经常熬夜、作息不规律等有很大的关系。所以，要想远离火气，就要戒除这些不良的方式和习惯。

脑出血、脑血栓——都是"心火"惹的祸

心火一动，一般是急症，不急救就有生命危险。常见的突发性病症有脑出血、脑血栓。如果出现这种危急的病症，就可以服用"急救三宝"，分别是安宫牛黄丸、紫雪丹和至宝丹。

安宫牛黄丸里有牛黄、麝香、黄连、朱砂、珍珠等中药材。"非典"时期很多病人高烧昏迷，就是用安宫牛黄丸来解救的。适用于高烧不退、神志不清的患者。

紫雪丹，历史最悠久，药性为大寒，药店比较常见。现代名为"紫雪散"。紫雪丹适用于伴有惊厥、烦躁、手脚抽搐、常发出响声的患者。

至宝丹对昏迷伴发热、神志不清但不声不响的患者更适用。

之前，"急救三宝"主要治疗感染性和传染性疾病，一般都有发热、昏迷出现。现在也广泛用在脑损伤、脑血管意外伤，但必须有明显的热象，至少舌头要很红，舌苔要黄。只要符合标准，不管是脑出血、脑血栓，还是因为煤气中毒、外伤导致的昏迷，都可以服用。不仅可以保护脑细胞，后患也很小。能及时吃安宫牛黄丸，可抑制细胞死亡。

"心"火旺盛者，大多会失眠，在中医里是没有安眠药的，中医治疗失眠是从病根上进行治疗。一般的病都跟"心"有关。家里经常备一些安神的中药是很有必要的。下面给大家推荐《本草纲目》中的去火药丹。

1.天王补心丹

适合阴虚血少明显的失眠者适用。因为心血被火消耗掉了，所以人不仅失眠、健忘，心里一阵阵发慌，而且手脚心发热、舌头红、舌尖生疮，这个药补

牛黄

的作用更大一些。

2.牛黄清心丸

这种失眠是心火烧的。除了失眠还有头晕沉、心烦、大便干、舌质红、热象比较突出的人可以选择。

3.越鞠保和丸

对于失眠而梦多、早上醒来总感觉特别累、胃口不好、舌苔厚腻的人适用。人们常说，失眠就在临睡前喝杯牛奶，但这个方法也要因人而异。如果是这种越鞠保和丸适应的失眠，千万别再喝牛奶了，否则会加重肠胃的负担，只能加重病情。

4.解郁安神颗粒

适用于因情绪不畅导致的入睡困难。这种人多梦，而且睡得很轻，一点小声就容易醒，还伴有心烦、健忘、胸闷等症状。

脾气大、血压高是肝火引起的

在生活中，我们常常会遇见一些脾气特别火爆的人，一遇到不痛快的事就马上发泄、吵闹，但是也有一些人爱生闷气，有泪不轻弹，但又不能释怀，有时甚至会气得脸色发青。这两种人都是肝火比较旺的人。在中医里面，有"肝为刚脏，不受怫郁"的说法，也就是说肝脏的阳气很足，火气很大，不能被压抑。如果肝火发不出来，就会损伤五脏。因此，有了肝火就要及时宣泄出来。

高血压的病人中，肝火旺者最多见。肝火旺是高血压最重要的起因。尤其是北方人，一般长得都高大，脾气急，容易口苦，两肋发胀，舌头两边红。如果属于肝阳亢的高血压尚不严重，喝苦丁茶或者枸菊清肝茶都可以代替药物，这两种茶是春天的专属饮料，可以清泻春天里特别旺盛的肝火。

对于我们刚才说的第一种人来说，他们发脾气的过程就是宣泄肝火的过程，不会伤到身体；而第二种人不爱发脾气，一旦生气，很容易被压抑，无力宣发，只能停滞在脏腑之间，形成浊气。

由此可见，发脾气也不一定是坏事。因为很多时候我们会发脾气，并不是由于修养差、学问低，而是体内的浊气在作怪。它在你的胸腹中积聚、膨胀，最后无法控制地爆发出来。那么，这种气又是如何产生的呢？从根源上来讲，是由情志诱发而起的。其实这种气起初是人体的一股能量，在体内周而复始地运行，起到输送血液、周流全身的作用。肝功能越好的人，气就越旺。肝帮助人体使能量以气的形式推动全身物质的代谢和精神的调适。这种能量非常巨大，如果我们在它生成的时候压抑了它，如在生气的时候强压下怒火，使它不能及时宣发，它就会成为体内一种多余的能量，也就是我们经常说的"上火"。"气有余便是火"，这股火因为没有正常的通路可宣发，就会在体内横冲直撞，窜到身体的哪个部位，哪个部位就会产生相应的症状，上到头就会头痛，冲到四肢便成风湿，进入胃肠则成溃疡。而揉太冲穴就是给这股火找一个宣发的通路，不要让它在体内乱窜。

太冲穴位于大脚趾和第二个脚趾之间，向脚踝方向三指宽处。此穴是肝经的原穴，即肝经的发源、原动力。因此，肝脏所表现的个性和功能都能从太冲穴找到形质。

另外，太冲穴还可以缓解急性腰痛。超过半数的成人都出现过急性腰痛症状，多数是由于劳累过度、不正常的姿势、精神紧张以及不合适的寝具等因素引起。这时，就可以用拇指指尖对太冲穴慢慢地进行垂直按压，一次持续5秒钟左右，直到疼痛缓解为止。

上火——阴阳失衡的身体亮起红灯

正常情况下，人体阴阳是平衡的，如果阳过亢，就出现了我们常说的"上火"。上火的滋味可不好受，嘴上起小疱、口腔溃疡，要不就是牙齿疼痛、出血，咽喉干痛，身体感到燥热，大便干燥……我们每个人可能都会遇到这种情况。一旦出现上火的症状，大家都会使出各种招数，想要压下身体的这股"邪火"。

其实人体里本身就是有火的，如果没有火，生命也就停止了，就是所谓的生命之火。当然，火也应该保持在一定的范围内，比如体温应该在37℃左右。如果火过亢，人就会不舒服，出现红、肿、热、痛、烦等具体表现，也就是我们常说的"上火"。火在一定的范围内是必需的，超过正常范围就是邪火。不正常的火又分为虚火和实火，不正常的阴偏少，显得阳过亢，这样就显示为虚火。

邪火大部分还是由内而生的，外界原因可以是一种诱因。外感火热最常见的就是中暑，通常都是因为在温度过高、缺水、闷热的环境下待的时间过长，体温也会随之升高。这就是一种典型的外感火热症。但一般来说内生的火热情况比外感火热多，比如现代人工作压力大、经常熬夜、吃辛辣食物等，内生火的因素要大得多。可见，邪火还是由身体的阴阳失调引起的。中医认为，人体生长在大自然中，需要阴阳平衡、虚实平衡。而人体的"阴阳"互为根本，"虚实"互为表里。当人体阴虚阳盛时，往往表现为潮热、盗汗、脸色苍白、疲倦心烦或热盛伤津而见舌红、口燥等上火的症状。此时就需要重新调理人体的阴阳平衡，滋阴降火，让身体恢复正常。

上火有的情况下并不严重，通过自我调节就可以让身体状况恢复正常，但是对于一些特殊人群比如老年人或者有基础疾病如心血管疾病的人来说，还是应该引起注意。

接天莲叶无穷碧，荷叶清火别样灵

相传东晋末年，南朝陈霸先当皇帝之前，是梁朝会稽太守。陈霸先奉命率兵镇守京口重镇。北齐以七万兵力进攻京口，双方对峙两个多月。京口城内缺粮，形势危急。老百姓听说后便纷纷支援陈军，用荷叶包饭，再夹上蔬菜，送进城里。荷香扑鼻，消暑果腹，陈军士气为之一振。这就是荷叶的妙用。

自古就有"接天莲叶无穷碧，映日荷花别样红"的佳句。每年7月是荷花最美的季节，这个时候水上层层叠叠的荷叶也是一番美景。荷叶的珍贵之处在于它清高而不孤傲。中医认为，荷叶"色清色香，不论鲜干，均可药用"，能"散瘀血，留好血，令人瘦"，可消暑利湿、健脾升阳。荷叶无论入膳还是入药都是不可多得的佳品，清雅的香气令人回味无穷。

用鲜荷叶作底，铺上糯米，蒸淡水鱼。嫩嫩的鱼肉加上糯米的黏性，又有荷叶淡淡的香气，绝对是美味。还有一款荷叶冬瓜薏米粥。摘取一两块鲜荷叶，洗净，放在即将煲好的粥面上作盖，再煲几分钟，把荷叶粥舀起搁凉或冷藏后啜之，可祛暑。这款粥被粤籍官员传至北京，清末京官称之为"神仙粥"。另外还有荷叶蒸鸡、荷香饭等各种做法，荷香满溢，不失为炎炎夏日的开胃消暑良品。找不到鲜荷叶的，用干品也可。

传统中医还把荷叶奉为减肥消脂的良药，临床上常用于肥胖症的治疗。这是因为荷叶中的生物碱有降血脂的作用，服用后可在人体肠壁上形成一层脂肪隔离膜，有效阻止脂肪的吸收，从根本上减重，并可有效地控制体重反弹。《本草纲目》中记载："荷叶服之，令人瘦劣。"想减肥的人可常以荷叶入膳，效果会令人惊喜。

其实，不仅荷叶，荷花以及荷花的梗和茎还有莲子都是非常好的食物。荷花可以泡茶喝，入口淡香，饮过数次后，便觉味香浓郁，还可解热清火、镇心安神、益肝健脾、止血、利耳目、除口臭。荷花的梗切条，用猛火炒制，味道鲜美，质感清脆。至于莲子，更是我们经常食用的佳品，其营养丰富，具有补脾、益肺、养心等功效。将剥好的鲜莲子洗干净，放到淘洗过的大米中，加适量水大火煮开，然后改小火继续煮40分钟左右，待米变成紫色就可以关火了。莲子的清香余味不绝，放凉后口感更好，如果再加上两块绿豆糕更是绝配。

还有深藏在淤泥中洁白的莲藕，自古以来就是人们所钟爱的食品。《本草纲目》中称藕为"灵根"，其味甘，性寒，无毒，视为祛瘀生津之佳品。老年人常吃藕，可以调中开胃、益血补髓、安神健脑，具有延年益寿之功。妇女产后忌食生冷，唯独不忌藕，是因为它能消瘀。藕还有清肺止血的功效，肺结核病人最宜食用。不喜生吃的人，也可以炖鸡炖肉，既能滋补，又能治病。尤其是藕粉，既富有营养又易消化，是妇幼老弱皆宜的良好补品，开水一冲就能食用，非常方便。莲藕亦可入药，相传南宋孝宗曾患痢疾，就是用鲜藕汁以热酒冲服治好。

小小豆芽也是去火的能手

北京的杨女士一到春天就上火，总是咽干疼痛、眼睛干涩、鼻腔火辣、嘴唇干裂，食欲也大减。因为北京的春天气候很干燥，风大雨少，所以很容易因燥热而上火。后来，女儿给杨女士买了一套《本草纲目》，杨女士在家随意翻看时，突然看到草部的绿豆一项，发现书上记载着绿豆芽可以"解热毒"。于是，她连着好几天都喝绿豆芽汤，结果发现上火的症状减轻了许多。

其实，我们每个人都可以成为养生专家，像杨女士一样，将中医理论运用到实际生活中，既有益于身体健康，又增添了生活的乐趣。

小小豆芽为何有这么大的作用呢？中医认为，豆芽，尤其是绿豆芽，在去心火、止血方面有强大的功效。在春季吃豆芽，能帮助五脏从冬藏转向春生。豆芽能清热，有利于肝气疏通、健脾和胃。

豆芽有不同的品种。传统的豆芽指黄豆芽，后来市场上出现了绿豆芽、黑豆芽、豌豆芽、蚕豆芽等新品种。虽然豆芽菜均性寒味甘，但功效各不相同。

绿豆芽容易消化，具有清热解毒、利尿除湿的作用，适合湿热郁滞、口干口渴、小便赤热、便秘、目赤肿痛等人群食用。黄豆芽健脾养肝，其中维生素B_2含量较高，春季适当吃黄豆芽有助于预防口角发炎。黑豆芽养肾，含有丰富的钙、磷、铁、钾等矿物质及多种维生素，含量比绿豆芽还高。豌豆芽护肝，富含维生素A、钙和磷等营养成分，蚕豆芽健脾，有补铁、钙、锌等功效。

豆芽最好的吃法是和肉末一起氽汤，熟了后放盐和味精即可，应尽量保持其清淡爽口的性味。豆芽不能隔夜，买来最好当天吃完，如需保存，可将其装入塑料袋密封好，放入冰箱冷藏，但不能超过两天。

泥鳅滋阴去虚火，效果特别好

前面已经讲到上火分为实火和虚火，这里再啰唆一句，实火是因为阴正常，阳过亢，而虚火则是由于阴不足，导致看起来显得阳亢。也就是说，虚火其实需要滋阴。以前人们的生活条件差，粗衣鄙食，饥寒交迫，许多人营养不良，体质虚弱，表现为脾虚、怕冷、面黄肌瘦等，上火也多是虚火。现在人们生活条件好了，吃得好、穿得暖，按理说体质应该比较强壮，即使上火也应是实火，但是现代人生活压力大，夜生活多，经常吹空调、喝冷饮，这就造成人体内阳有余而阴不足，阴阳失去平衡，体内寒湿较重，表现的也多是虚火。

《黄帝内经》里说："今热病者，皆伤寒之类也……人之伤于寒则为热病。"意思是说寒为热病之因，如果寒气过重，身体内表现出来的都是热证、热病。由此，我们可以知道人体的虚火实际上是由寒引起的。

为什么寒重反而会引起"火"呢？

因为当身体内的寒重，造成的直接后果就是伤肾，造成肾气虚弱，各脏器功能下降，气血两亏。肾主水，这个水是灌溉全身的，当水不足时，就如同大地缺水一样，土地会干燥，表现在人体上就是火气。

体内寒湿重，上了虚火，就要想办法滋阴除湿寒，泥鳅就是不错的选择。

《本草纲目》中记载，泥鳅味甘性平，能祛湿解毒、滋阴清热、调中益气、通络、补益肾气，可以解酒、利小便、壮阳、收痔。经常食用泥鳅，可以降低身体内的虚火。

买回泥鳅后可先放清水里1~2天，待其吐尽泥沙后，再做熟了吃，下面两款食用泥鳅的方法都是不错的选择。

1. 泥鳅炖豆腐：将豆腐切成丁，放入沸水锅中，关火浸泡3分钟备用。活泥鳅用沸水洗净，放入油锅略炒后加水，滚烧后放入豆腐，加盖继续烧5分钟即成。

2. 泥鳅黑豆粥：黑豆淘洗干净用冷水浸泡2小时后，加冷水煮沸，然后放入洗净的黑芝麻，这时改用小火熬煮，粥熟时放入泥鳅肉，再稍煮片刻，加入葱末、姜末调味即可。

上火了，《本草纲目》告诉我们该怎么应对

办公楼里的白领人士，工作压力大，精神长期紧张，就会经常抱怨："烦，又上火了。"那么，"上火"到底是怎么回事呢？

中医认为，在人体内有一种看不见的"火"，它能温暖身体，提供生命的能源，这种"火"又称"命门之火"。在正常情况下，命门之火应该是藏而不露、动而不散、潜而不越的。如果由于某种原因导致阴阳失调，命门之火便失去制约，改变了正常的潜藏功能，火性就会浮炎于上，人们就会出现咽喉干痛、两眼红赤、鼻腔热烘、口干舌痛以及烂嘴角、流鼻血、牙疼等症状，这就是上火。

引起上火的具体因素有很多，如情绪波动过大、中暑、受凉、伤

风、嗜烟酒以及过食葱、姜、蒜、辣椒等辛辣之品，贪食羊肉、狗肉等肥腻之品和缺少睡眠等都会引起上火。春季风多雨少，气候干燥，容易上火。为了预防上火，我们平时在生活中要有规律，注意劳逸结合，按时休息；要多吃蔬菜、水果，忌吃辛辣食物，多喝水或清热饮料。

《本草纲目》中记载绿豆可以消肿通气，清热解毒。梨可以治痰喘气急，也有清热之功。《本草纲目》中记载了这样一个方子，对医治上火气急、痰喘很有效。"用梨挖空。装入小黑豆填满，留盖合上捆好，放糠火中煨熟，捣成饼。每日食适量，甚效。"

下面介绍两款去火的食疗方。

1.绿豆粥

材料：石膏粉，粳米，绿豆。

制法：先用水煎煮石膏，然后过滤去渣，取其清液，再加入粳米、绿豆煮粥食之。

功效：可以去胃火，便秘、腹胀、舌红的人可以多喝。

2.梨水

材料：川贝母10克，香梨2个，冰糖适量。

制法：川贝母捣碎成末，梨削皮切块，加冰糖适量，清水适量炖服。

功效：对头痛、头晕、耳鸣、眼干、口苦口臭、两肋胀痛有疗效。

需要注意的是，上火又分为虚火和实火，正常人的阴阳是平衡的。实火就是阴正常而阳过多，一般症状较重，来势较猛；而虚火是指阳正常阴偏少，这样所表现出的症状轻，但时间长并伴手足心热、潮热盗汗等。通过以下的方法我们可以知道是实火还是虚火。

1.看小便

小便颜色黄、气味重，同时舌质红，是实火；小便颜色淡、清，说明体内有寒，是虚火。

2.看大便

大便干结、舌质红为实火；大便干结、舌质淡、舌苔白为虚火；大便稀软或腹泻说明体内有寒，是虚火。

3.看发热

如果身体出现发热的症状，体温超过37.5℃时，全身燥热、口渴，就说明内热大，是实火；如果发热时手脚冰冷，身体忽冷忽热，不想喝水，就说明体内有寒，为虚火。

一般来说，人体轻微上火通过适当调养，会自动恢复；如果上火比较厉害，就需要用一些药物来帮助降火。如果是实火，中医常用各种清热、解毒、降火的药，连吃三天就会降火。但目前单纯上实火的人越来越少，多数都是虚火。如果是虚火，就要用艾叶水泡脚或用大蒜敷脚心降火后再进补。

男女老少，清火要对症

这个夏天特别热，老陈头一家人都上火，儿媳给每个人都准备了牛黄解毒丸。结果有人吃了药，情况好转了，而有人还是一如既往。其实上火有不同的情况，男女老少情况各有不同，不能一概而论。要根据不同人的具体情况，对症清火。

1.孩子易发肺火

有些孩子动不动就发热，只要一着凉，体温立刻就会升高，令妈妈们苦恼不已。中医认为，小儿发热多是由于肺卫感受外邪所致。小儿之所以反复受到外邪的侵犯，主要是由于肺卫正气不足，阴阳失衡，可以多吃一些薏仁、木耳、杏仁、梨等润肺食品。

《本草纲目》中记载，梨甘、寒，无毒，可以治咳嗽，清心润肺，清热生津，适合咽干口渴、面赤唇红或燥咳痰稠者饮用。冰糖养阴生津，润肺止咳，对肺燥咳嗽、干咳无痰、咳痰带血都有很好的辅助治疗作用。一般儿童可将雪梨冰糖水当作日常饮品。不过，梨虽好，也不宜多食，因为它性寒，过食容易伤脾胃、助阴湿，故脾虚便溏者慎食。下面就是雪梨冰糖水的具体制法。

材料：雪梨2个，冰糖适量。

制法：雪梨去心切成小块，然后与冰糖同放入锅内，加少量清水，炖30分钟，便可食用。

2.老年易发肾阴虚火

老年人容易肾阴亏虚，从而出现腰膝酸软、心烦、心悸汗出、失眠、入睡困难，同时兼有手足心发热、盗汗、口渴、咽干或口舌糜烂、舌质红，或仅舌尖红、少苔、脉细数，应对症给予滋阴降火的中药，如知柏地黄丸等。饮食上应少吃刺激性及不好消化的食物，如糯米、面团等；多吃清淡滋补阴液之品，如龟板胶、六味地黄口服液等；多食富含B族维生素、维生素C及铁的食物，如动物肝、蛋黄、西红柿、胡萝卜、红薯、橘子等。

3.女性易发心火

妇女在夏天情绪极不稳定，特别是更年期的妇女，如受到情绪刺激，则会烦躁不安，久久不能入睡。这主要是由于心肾阴阳失调而导致心火亢盛，从而出现失眠多梦、胸中烦热、心悸怔忡、面赤口苦、口舌生疮、潮热盗汗、腰膝酸软、小便短赤疼痛、舌尖红、脉数，应对症滋阴降火。《本草纲目》中提出了枣仁安神丸、二至丸等用于滋阴降火的方剂。另外，多吃酸枣、红枣、百合或者动物胎盘等，也可以养心肾。

第二节
男女阴阳不相同，养护身体有侧重

对男人百利而无一害的食物

男性对于营养的需要和女性有着很多的不同，这个其实也很容易理解。但是男性不像女性那样非常注意自己的身体。很多女性都了解自己怀孕的时候应该吃什么，知道吃什么可以防止乳腺癌等，可是男性往往比较粗心，能够按时吃饭就不错了，更别说什么营养问题了。从现在开始，男性朋友们应该学会保养自己。

牡蛎。只要每天吃两个，男性就可以获得一天所需的抗氧化剂——锌，帮助保护前列腺和修复受损的细胞。除牡蛎外，其他贝壳类食物也是补锌的好来源。

香蕉。《本草纲目》中记载，含钾丰富的香蕉也被称为"能量之源"，对于心脏、神经系统都有好处，还有降低血压的作用。香蕉含有丰富的维生素 B_6，可以提高免疫系统的"工作效率"，促进血红细胞的形成。早餐和锻炼间歇，来根香蕉很不错。

海鱼。肉要吃瘦的，但鱼一定要选越肥越好的深海鱼，如三文鱼、金枪鱼等。这些鱼中的不饱和脂肪酸比河鱼多很多，可以帮助降低甘油三酯水平。挪威人每周至少吃4次三文鱼，所以很少得心血管疾病。

花菜。《本草纲目》中曾提出花菜为十字花科蔬菜（花菜、西兰花、花椰菜等），一直是蔬菜中的健康典范。花菜含有丰富的维生素C，可以让你在工作时保持清醒的头脑。其中的胡萝卜素可以保护你疲惫的眼睛。

鹰嘴豆。这种坚果含有大量的镁以及男性必不可少的硒，可以保护前列腺免受伤害，还可以降低胆固醇和防止血栓。

谷物。麦片、糙米都不错，谷物里的纤维不产生热量，还能帮助消化、保护肠胃。

植物甾醇强化食品。这种物质对心血管有卓越的保护作用，存在于所有的蔬菜、水果中。

大豆。大豆中富含的植物激素异黄酮不仅对女性健康有益，对男性的前列腺同样有益。除了大豆外，豆腐、豆奶和豆干都是不错的选择。

樱桃。别小看那一粒粒樱桃，里面装满了对人体有益的抗氧化剂，可以为你提供全天候的营养。有条件的话，确保自己每天都能吃上这种水果。

黄绿色蔬菜。青椒、南瓜、胡萝卜等蔬菜之所以呈黄绿色，是因为里面富含胡萝卜素，可以帮助修复皮肤细胞。对于在"面子工程"上不拘小节的男性来说，也不失为一种由内养外的好办法。

这些食物男人要"避而远之"

蔬果、牡蛎、坚果等食物可以催情，可是下面这几种食物会败"性"。

1.莲子：莲子虽然具有治脾久泻、梦遗滑精等功效，但莲子心具有清心降欲的作用，所以不能过多食用莲子心。

2.冬瓜：冬瓜又名枕瓜。它含纤维素、尼古酸等。其味甘，性凉，能降欲火、清心热。《本草经疏》中说："冬瓜内禀阴土气，外受霜露之侵，故其味甘，气微寒而性冷。"

3.菱角：菱角又名水菱、沙角。其味甘，性寒，有养神强志之效，可平息男女之欲火。《食疗本草》指出："凡水中之果，此物最发冷气，人冷藏，损阳，令玉茎消衰。"

4.芥蓝：芥蓝又名玉蔓菁、苤蓝。它含纤维素、糖类等。其味甘，性辛，除有利水化痰、解毒祛风作用外，还有耗人真气的不良反应。久食芥蓝，可抑制性激素的分泌。《本草求原》说它"甘辛、冷，耗气损血"。

5.竹笋：竹笋系寒涩之品，且含有大量草酸，会影响人体对钙和锌的吸收和利用。如吃笋过多，会导致机体缺钙、缺锌，特别是缺锌，对性欲的影响极为显著。

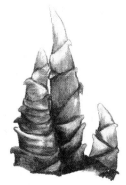

竹笋

6.肥肉：红肉（牛肉、熏肉、香肠、午餐肉）所含的饱和脂肪（肥肉）和胆固醇会让血管变窄，包括输送血液至性爱部位的血管，充血不充分，如何高举？何况这些都是细小的血管，最容易堵塞。

7.油炸食品：在植物油中加氢，可将油转化成固态，其所含脂肪即为反式脂肪。要论破坏度，反式脂肪比饱和脂肪有过之而无不及。薯条和油炸类食物、饼干、曲奇中都含有反式脂肪。

8.精面粉：在全麦加工成精面包的过程中，锌元素会损失3/4，而对于性欲的培养和生殖的健康，锌恰恰是至关重要的。男人体中锌储量最高处在前列腺，高锌含量的饮食有助于防止前列腺增生。

9.酒精：酒对性功能危害极大。长期酗酒会抑制雄性激素的代谢，使睾酮生成减少。男性表现为性欲减退、阳痿、射精障碍、睾丸萎缩、乳房女性化；女性则表现为性兴奋困难，性高潮次数、强度显著减少，甚至性高潮丧失，还可引起内分泌紊乱，导致月经不调，过早地闭经、绝经、乳房、外阴等性腺及器官萎缩，阴道分泌物减少，性交疼痛，对性生活淡漠，失去"性"趣。

10.烟：男性吸烟，可造成阴茎血流循环不良，影响阴茎勃起，严重的可导致阳痿，并使精子变态。女性吸烟，不仅使卵子受损害而畸变，而且易发生宫外孕等异位妊娠，并且还会使女性激素分泌异常，而引起月经异常、无月经、性欲低下。

需要注意的是，老年男性不要随便补充雄性激素。因为对于正常的男性来说，人为补充雄性激素并不会增强性欲和性行为能力，并且补的时间过长，还会使睾丸逐渐萎缩，精子生成减少或者消失。

男人冬季藏精御寒有妙方

冬季气温骤降，寒气袭人，阳气收藏，气血趋向于里，因此冬令食疗应以保持体内阴阳平衡，藏精御寒为主。冬季男人养生可参考以下四点：

1.温肾填精：《本草纲目》中提到，冬季适当摄入营养丰富，温肾填精，产热量高，易于消化的食物，如羊肉，补体之虚，益肾之气，提高免疫力；或者食用药膳调理，如牛肉200克，鲜山药250克，水煎，待肉烂熟，食肉饮汤，益肺补肾；也可食用温性水果，如大枣、柿子等，补血益肾填精，抵御寒邪。

2.果蔬补体：冬天是蔬菜的淡季，应注意多摄入富含维生素的蔬菜，如白菜、白萝卜、胡萝卜、豆芽、油菜等；还要多吃含钙、铁、钠、钾等丰富的食物，如虾米、虾皮、芝麻酱、猪肝、香蕉等。

3.运脾进补：冬季气温骤降，脾受寒困，不运化，所以冬季食疗应以补阳运脾、滋益进补为主。温补脾阳，多吃温性运脾食物，如粳米、莲子、芡实等；鳝鱼、鲢鱼、鲤鱼、带鱼、虾等水产类。

4.辨证食疗：冬季要根据自身情况，有针对性地加以食疗。若本身原已有病，要遵照医嘱，不可盲目食疗。比如糖尿病人，可将山药、葛粉等作为食疗品，但忌用粳米及其他含糖较多的食物。凡血脂过高、动脉硬化，有冠心病、胆囊炎、痛风等疾病者，绝不可食用高蛋白、高脂肪、多糖分的食品，如甲鱼、桂圆等。因为这类食品会助长病情发展。

上班族男人的"食物助理"

上夜班或者经常熬夜的男士由于用眼过度，眼睛易出现干涩、视物不清等症状；身体违背生理规律及超负荷运转，容易导致身体疲劳。针对这些情况，养生专家提出了一些进补方法：

早餐要营养充分，以保证旺盛的精力；中餐则可多吃含蛋白质高的食物，如瘦猪肉、牛肉、羊肉、动物内脏等；晚餐宜清淡，多吃维生素含量高的食物，如各种新鲜蔬菜，饭后吃点新鲜水果。

平时要注意多吃富含维生素 A、胡萝卜素以及维生素 B_2 的食品。同时，选用含磷脂高的食物以健脑，如蛋黄、鱼、虾、核桃、花生等。还要有意识地多选用保护眼睛的食物，如鸡蛋、动物的肝、肾、胡萝卜、菠菜、小米、大白菜、番茄、黄花菜、空心菜、枸杞等。

需要引起注意的是，许多人认为吃零食是女人的专利，殊不知，男人也可以吃零食，正确地选择零食还可以起到补养身体的作用。

中医说"肾是先天之本"，肾也是一切活力的源泉，所以男士们补身应以补肾和补气为主。爱吃肉类的男士，多吃些帮助消化的零食，可令消化系统更顺畅，吸收得更好。

1.补脑核桃：补肾又补脑的核桃最适合现代男士，拼搏之余补补虚耗过度的脑力，更有竞争力。

2.开胃杏脯：生津开胃的杏脯有

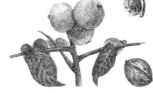

核桃

帮助消化的功能，但用蜜腌制的果脯含糖量高，不宜多吃。

3.降压山楂：消脂降压的山楂是最适合中年男士平日闲嚼的零食。

4.花旗参糖去虚火：清热降虚火的花旗参糖，最适合男士，方便易口。

有了这些"食物助理"，上班族的男人更加精力充沛了。

男人必知的醒酒护肝法宝

喝酒也是有技巧的，如何做到既喝酒还护肝呢?

1.按理想速度饮酒

理想速度，即不超过肝脏处理能力的饮酒速度。肝脏分解酒精的速度是每小时约10毫升，酒中所含的纯酒精（乙醇）的量，可以通过酒瓶标签上标示的度数计算出来。举个例子，酒精度数为16%的250毫升酒，250毫升 × 16% ＝ 40毫升，那么酒精的量就是40毫升。

如果一个人花4个小时喝完，那么平均每小时摄入的酒精量就是10毫升，刚刚符合肝脏的处理速度。

2.喝清水

酒精有改变机体细胞内外水分平衡的作用。通常情况下，体内水分的2/3都在细胞内，但是酒精增加后，细胞内的水分会移动到血管中。所以，虽然整个身体的水分不变，但因细胞内的水分减少了，也会觉得干渴。"醒酒水"是缓解酒后不适的方法之一。在满满的一杯水中混入三小撮盐并一口喝下去，会刺激胃使食物吐出。

3.饮用运动型饮料和果汁

过量饮酒的人第二天早上醒来，嗓子常常感觉很干渴，此时体内残留有酒精和有害物质乙醛，应想办法尽早将其排出体外。

含无机盐和糖分的饮料，除了有补给水分的作用之外，还有消除体内酒精的作用。运动型饮料和果汁的效果就很好，特别是运动型饮料，其成分构成接近人的体液，易被人体吸收，不仅对宿醉有效，饮酒时如果一起喝，也可防止醉得太厉害。

此外，含有茶多酚和维生素C的茶，或者用柠檬和蜂蜜做成的蜜汁柠檬水，对于宿醉也很有效。但要注意饮料不要喝冰凉的，而要喝温热的。

4.吃柿子

柿子是富含果糖和维生素C的水果，古时即被作为防止醉酒和消除宿醉的有效食品。甜柿中所含的涩味成分可以分解酒精，所含的钾有利尿作用。

柿子叶也含有相当于柑橘数十倍的维生素C，其鲜嫩的幼芽可以炸着吃，或者干燥后做柿叶茶喝。

5.多食贝类

以蚬贝为例，它的营养成分中，蛋白质的含量可以与鸡蛋相提并论。此外，由于蚬贝含有均衡的必需氨基酸，不会对肝脏造成负担，能够促使肝脏恢复功能。

贝类食物通常含有丰富的维生素B_{12}、牛磺酸和糖原；维生素B_{12}和糖原对于促进肝脏的功能有着重要作用；而氨基酸中的牛磺酸与胆汁酸结合后，可以活化肝脏的解毒作用。

6.喝芦荟汁

芦荟带刺的绿色部分和其内部的胶质中含有多糖体、糖蛋白等物质，能降低酒精分解后产生的有害物质乙醛在血液中的浓度。因此，在饮酒之前，如果喝些芦荟汁，对预防酒后头痛和恶心、脸红等症状很有效。

此外，芦荟中的苦味成分芦荟素有健胃作用，可治疗宿醉引起的反胃和恶心等。

7.吃富含蛋白质的食物

蛋白质和脂肪在胃内停留的时间最长，所以最适合作为下酒菜。为避免摄入过多高蛋白质食物导致发胖，最好选择鱼类、瘦肉、鸡肉、豆制品、蛋、奶酪等。含有优质蛋白质的牛奶和奶酪等乳制品、鸡蛋、豆腐、扇贝，以及用这些食物制成的汤，对肝脏功能有益，且不会对胃造成负担。

有人喝酒后喜欢吃口味重的食物，如油分多的拉面，这些食物会给胃肠带来负担，延长醉酒的不适感。因此，应选择水果、加蜂蜜的牛奶、酸奶、鸡蛋等易消化且能提高肝脏功能的食品。

牛奶可强身健体，也会伤害前列腺

牛奶营养丰富，每天喝牛奶的人越来越多。但科学家研究发现，常喝牛奶的男性易患前列腺癌。前列腺癌是男性生殖系统常见的恶性肿瘤。美国波士顿一个研究小组对20885例美国男性医师进行了长达11年的跟踪调查，这些人食用的奶制品主要包括脱脂奶、全脂奶和乳酪等，其中有1012例男性发生前列腺癌。统计分析后发现，与每天从奶制品中摄入150毫克钙的男性相比，每天摄入600毫克钙的男性发生前列腺癌的危险上升32%。在排除了年龄、体重、吸烟、体育锻炼等影响因素后发现，每天进食奶制品2.5份以上（每份相当于240毫升牛奶）的男性与进食奶制品0.5份以下的相比，发生前列腺癌的危险上升34%。美国费城的研究人员通过近10年的流行病学调查也证实，过多食用奶制品会增加男性患前列腺癌的危险。国内也有研究发现，牛奶摄入量与前列腺癌发病率显著相关，其原因可能是某些品牌的牛奶中雌激素含量较高。

所以，为了保护前列腺，男性喝牛奶要适量，别把它当成饮料喝。另外，要特别注意营养均衡，不妨每天多吃点番茄、杏、石榴、西瓜、木瓜和葡萄等水果。

不管干姜鲜姜，能保健就是好姜

姜是助阳之品，具有加快人体新陈代谢、抗炎镇痛、兴奋人体多个系统的功能，还能调节男性前列腺的机能，治疗中老年男性前列腺疾病以及性功能障碍。因此，姜常被用于男性保健。

鲜姜具有增强食欲、延缓衰老的功能。中老年男性常会因胃寒、食欲不振导致身体虚弱，可以经常含服鲜姜片，刺激胃液分泌，促进消化。鲜姜不像干姜，没有强烈的燥性，滋润而不伤阴。每天切四五片鲜生姜，早上起来饮一杯温开水，然后将姜片放在嘴里慢慢咀嚼，让生姜的气味在口腔内散发，扩散到肠胃内和鼻孔外。

干姜可以治疗肾虚阳痿。取雄鲤鱼1尾（约500克），干姜、枸杞子各10克。取鲤鱼肚内之鱼鳔（雄鱼腹中白色果冻样物质，为雄鱼精囊腺），加入干姜、枸杞子同煎。煮开，加料酒、盐、味精适量调味即成。空腹时服食，隔日吃1次，连服5日。

《食疗本草》中记载，干姜温中散寒，健胃活血，枸杞子滋补肝肾，益精明目，可以治疗由于肾阳虚衰引起的阳痿、畏寒肢冷、腰疼、腰膝酸软、倦怠等症状。

不过，姜性辛温，只能在受寒情况下食用，过量食用很可能破血伤阴。如果有喉痛、喉干、大便干燥等阴虚火旺症状，则不适用。

男人年过四十，"六味"正当时

中医认为，人的阴气只够供给三十年的生命，所以我们的阴气很早就亏了。那么，益寿养生，补充亏了的阴气也就顺理成章了。

营养学认为，人吃的东西和自己的物种离得越远越好，也就是大家常说的四条腿的猪牛羊肉不如两条腿的鸡鸭禽肉，而两条腿的禽类又不如没腿的鱼类。之所以这么说，主要是从食物的脂肪含量上考虑。我们说人过中年就容易发福，但这种"福"并不代表健康。所以，从这个阶段以后，尽量吃脂肪含量低的食物，人就不容易发胖了，不发胖也就少了很多并发症，如高血压、心脑血管病、糖尿病等。现代男人过了中年，由于社会等各方面的压力，加上家庭的牵绊，身体很容易"上火"。于是，神经衰弱、失眠等病症也接踵而来，更加消耗体内的阴精。

大家常说，男人过了40岁往往在性生活面前挺不起腰杆，其实就是过了40岁的男人，需要补肾壮阳。中医认为，男人过40岁以后，先天之精基本荡然无存，完全是靠后天的水谷之精来维系自己。而肾藏精，精又生髓，肾精是不虑其有余，而唯恐其不足的，所以得好好补一补。

那么，我们应该如何给身体补充这些不足或丧失的"精"呢？我国宋朝有位名医叫钱乙，以茯苓、泽泻、熟地、山茱萸、牡丹皮、山药这六味药组成了一个经典的补肾方，也就是我们现在的六味地黄丸。过了40岁的男人，即便没有什么慢性病，每天吃两丸六味地黄丸，也可避免阴精过度耗竭，益寿养生。

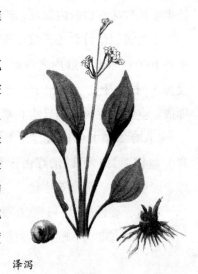

泽泻

桃红四物汤：流传千年的妇科滋阴第一方

"桃红四物汤"是一款美容妙方，更是一款滋阴方。之所以这样说，是因为桃红四物汤是由"四物汤"发展而来，专门用来治疗妇科血症，补血活血，而血液属阴，补血就是养阴。

"四物汤"被中医界称为"妇科养血第一方"，由当归、川芎、熟地、白芍四味药组成。熟地含有甘露醇、维生素 A 等成分，与当归配伍后，可使当归的主要成分阿魏酸含量增加，使当归补血活血疗效增强，能治疗女性脸色苍白、头晕目眩、月经不调、量少或闭经等症。

关于桃红四物汤的来历，还有这样一个故事：

有一个姓陈的铁匠，妻子得了很严重的病，很多人都觉得治不好了。名医朱丹溪听说后，主动找上门去。见到陈铁匠的妻子时，她躺在草席床上，脸色发黑，四肢细瘦如柴，远远望去，像鬼一样。朱丹溪见状急忙上前为其诊脉，"你妻子的脉数而涩，重取有弱的感觉，气血不足，需要用四物汤加黄连、黄芩、木通、白术、陈皮、厚朴、生姜熬汤喝，如此调养一年后就会康复"。说也神奇，铁匠的妻子服用了朱丹溪开的"桃红四物汤"后，一个眼看就要死了的人，一年后便康复了。

"妇人以血为本，血属阴，易于亏欠，非善调摄者不能保全也。"而桃红四物汤是在四物汤的基础上加桃仁和红花研制而成，专治血虚、血瘀导致的月经过多，还能治疗先兆流产、习惯性流产，尤其对养颜健体有特别的功效。

《黄帝内经》里说：肝得到血液营养，眼睛才能看到东西（肝开窍于目）；足得到血液营养，才能正常行走；手掌得到血液营养，才能握物；手指得到血液营养，才能抓物……人体从脏腑到肢体各个层次的组织都离不开血液的营养，血液是维持人体生命活动的基本物质。女性从来月经那天开始，就面临着血液亏损、阴精耗减的问题，在生育时更是如此。俗话说"一个孩子三桶血"，孩子在母亲的腹中是完全依靠母亲的血液喂养大的，整个孕期就是一个耗血失阴的过程。

如果说生命是烛光，那么血液就像蜡烛。当一根蜡烛的蜡油减少并耗尽时，烛光将随之变得微弱以致熄灭。人的生命也是一样，随着人体血液的消耗，生命也将枯萎。血液对人体正常的生命活动至关重要，是人生下来、活下去的保证。所以，女性朋友平时要加强营养，多吃补血食物，把滋阴补血提上日程。

特殊时期给自己特别的护理

月经是成年女子的正常生理现象。但月经来潮期间，机体也会受到一定的影响，比如抵抗力降低，情绪容易波动、烦躁、焦虑等。因月经失血，使体内的铁元素丢失较多，尤其是月经过多者。因此，月经期除了避免过分劳累，保持精神愉快外，在饮食方面应注意以下宜忌。

1.生冷，宜温热：祖国医学认为，血得热则行，得寒则滞。月经期如食生冷，一则伤脾胃碍消化，二则易损伤人体阳气，易生内寒，寒气凝滞，可使血运行不畅，造成经血过少，甚至痛经。即使在酷暑盛夏季节，月经期也不宜吃冰激凌及其他冷饮。饮食以温热为宜，有利于血运畅通。在冬季还可以适当吃些具有温补作用的食物，如牛肉、鸡肉、桂圆、枸杞子等。

2.忌酸辣，宜清淡：月经期常可使人感到非常疲劳，消化功能减弱，食欲欠佳。为保持营养的需要，饮食应以新鲜为宜。新鲜食物不仅味道鲜美，易于吸收，而且营养破坏较少，污染也小。月经期的饮食在食物制作上应以清淡易消化为主，少吃或不吃油炸、酸辣等刺激性食物，以免影响消化和辛辣刺激引起经血量过多。

3.荤素搭配，防止缺铁：妇女月经期一般每次失血为30~50毫升，每毫升含铁0.5毫克，也就是说每次月经要损失铁15~25毫克。铁是人体必需的元素之一，它不仅参与血红蛋白及多种重要酶的合成，而且在免疫、智力、衰老、能量代谢等方面都发挥着重要作用。因此，月经期进补含铁丰富和有利于消化吸收的食物是十分必要的。鱼类和各种动物肝、血、瘦肉、蛋黄等食物含铁丰富，生物活性高，容易被人体吸收利用。而大豆、菠菜中富含的铁，则不易被肠胃吸收。所以，制定食谱时最好是荤素搭配，适当地多吃些动物类食品，特别是动物血，不仅含铁丰富，而且还富含优质蛋白质，是价廉物美的月经期保健食品。

总之，月经期仍应遵循平衡膳食的原则，并结合月经期的特殊生理需要，供给合理膳食，注意饮食宜忌而确保健康。

这里介绍几款经期护理套餐。

1.早餐：薏苡仁粥+热牛奶

材料：薏苡仁60克，山药60克，粳米200克。

制法：将薏苡仁、山药、粳米洗净，加水适量，煮烂成粥。

用法：随量日常食用。

2.午餐：胡萝卜炖羊肉

材料：胡萝卜300克，羊肉180克，水1200毫升，料酒3小匙，葱、姜、蒜末各1小匙。糖与盐各适量，香油1/2小匙。

制法：胡萝卜与羊肉洗净沥干，并将胡萝卜及羊肉切块备用。将羊肉放入开水汆烫，捞起沥干。起油锅，放入5大匙沙拉油，将羊肉大火快炒至颜色转白。将胡萝卜、水及其他调味料（除香油外），一起放入锅内用大火煮开。改小火煮1小时后熄火，加入香油即可起锅。

3.晚餐：山药煲乌鸡

材料：乌鸡一只（净光鸡），山药、枸杞、生姜、盐、鸡精、食用油、清汤、料酒适量。

制法：将乌鸡放入开水中稍煮一下捞出待用。将生姜切成片，山药去皮洗净，切成厚片，枸杞洗净待用。将乌鸡、山药、枸杞一起放入电气锅内，倒入清汤和料酒，控制器调到20分钟（或按汤键）。待电气锅进入保温状态，卸压后打开盖调味拌匀即可食用。

流产不要"流"走健康和容颜

一些女性认为药流等人工流产是件很简单的事，没怎么休养便又上班了。妇科医生告诫我们，这对身体的康复没有好处。因为流产对身体有一定的损伤，丢失一定量的血，加上流产过程中心理上承受的压力和肉体上的痛苦，使流产后的身体比较虚弱，有的人还会有贫血倾向。因此，适当进行补养是完全必要的。补养的时间以半月为宜，平时身体虚弱、体质差、失血多者，可酌情适当延长补养时间。

产妇（流产也属产妇范畴）在休息期间，在饮食上要注意各种营养素充分合理的供给，以利于尽快恢复体质。

1.人工流产后的饮食原则

人工流产后仍然必须对各种食物在数量上、质量上以及相互搭配上做出合理安排，以满足机体对蛋白质、碳水化合物、脂肪、维生素、无机盐、水和纤维素的需要。为了促进人工流产后的康复，饮食调整应注重以下几点：

（1）蛋白质是抗体的重要组成成分，如摄入不足，则机体抵抗力降低。人工流产后半个月之内，蛋白质每千克体重应给1.5~2克，每日量为100~150克。因此，可多吃些鸡肉、猪瘦肉、蛋类、奶类和豆类、豆类制品等。

（2）人工流产手术后，由于身体较虚弱，常易出汗。因此补充水分应少量多次，减少水分蒸发量。汗液中排出水溶性维生素较多，尤其维生素 C、维生素 B_1、维生素 B_2，因此，应多吃新鲜蔬菜、水果。这也有利于防止便秘。

（3）在正常饮食的基础上，适当限制脂肪。术后一星期内脂肪控制在每日80克左右。行经紊乱者，忌食刺激性食品，如辣椒、酒、醋、胡椒、姜等。这类食品均能刺激性器官充血，增加月经量。也要忌食螃蟹、田螺、河蚌等寒性食物。

2.人工流产后怎样进行补养

流产后应重视饮食的补养，这对女性身体健康有很大的影响。流产手术者首先要保证优质蛋白质、充足的维生素和无机盐的供给，尤其是应补充足够的铁质，以预防贫血的发生。食物选择既要讲究营养，又要容易消化吸收。可供给鲜鱼、嫩鸡、鸡蛋、动物肝、动物血、瘦肉、大豆制品、乳类、大枣、莲子、新鲜水果和蔬菜。不吃或少吃油腻、生冷食物，不宜食萝卜、山楂、苦瓜、橘子等有理气、活血、寒凉性食物。应多吃易于消化的食物。

3.流产后食疗方

（1）鸡蛋枣汤

材料：鸡蛋2个，红枣10个，红糖适量。

制法：锅内放水煮沸后打入鸡蛋卧煮，水再沸下红枣及红糖，文火煮20分钟即可。

功效：具有补中益气，养血作用。适用于贫血及病后、产后气血不足的调养。

（2）荔枝大枣汤

材料：干荔枝，干大枣各7枚，白糖20克。

制法：将荔枝去皮、核，切成小块，另将大枣洗净，先放入锅内，加清水200毫升烧开后，加入荔枝、白糖，待糖溶化烧沸即成。

功效：具有补血生津作用。适用于妇女贫血及流产后体虚的调养。

（3）豆浆大米粥

材料：豆浆2碗，大米50克，

制法：白糖适量。将大米淘洗净，以豆浆煮米作粥，熟后加糖调服。每日早空腹服食。

功效：具有调和脾胃、清热润燥的作用。适用于人工流产后体虚的调养。

（4）乳鸽枸杞汤

材料：乳鸽1只，枸杞30克，盐少许。

制法：将乳鸽去毛及内脏杂物，洗净，放入锅内加水与枸杞共炖，熟时加盐少许。吃肉饮汤，每日2次。

功效：具有益气、补血、理虚的作用。适用于人流后体虚及病后气虚，体倦乏力，表虚自汗等症。

（5）参芪母鸡

材料：老母鸡1只，党参50克，黄芪50克，山药50克，大枣50克，黄酒适量。

制法：将宰杀去毛及内脏的母鸡，加黄酒淹浸，其他四味放在鸡周围，隔水蒸熟，分数次服食。

功效：具有益气补血的作用。适用于流产后的调补。

准妈妈的美丽健康养护

很多爱美的姑娘总是担心怀孕会破坏她娇美的体形，产生妊娠斑和黑斑以及妊娠纹、脱发等。确实，我们身边有很多这样的例子，白雪公主一旦为人母，似乎就降级变成仆妇。这使得怀孕在一定程度上变成了一种牺牲——鱼和熊掌不可兼得。其实，也有不少聪明女子在为人妻母之后仍然保持她那仪人体态、娇美容颜，这也是一门学问。

在怀孕前半年，女性应做好充分的准备，这包括锻炼身体，多做按摩，坚持冷水擦浴，增强皮肤的弹性。不吃高糖，不吃含味精、咖啡因、防腐剂的食品及辛辣食物。可提前多摄入含硒、镁等微量元素的食物，如黑芝麻、麦芽、虾、动物肾、肝等含较高的硒。镁主要来源于含叶绿素多的有色蔬菜等植物性食物。此外，小米、大麦、小麦、燕麦、豆类、坚果类、海产品等也是镁的良好来源，可防止出现类似粉刺的黑斑。每天喝点绿茶，亦可起到良好的美容作用。

　　怀孕后，孕妇容易产生便秘，造成心情狂躁，同时对皮肤最直接的反应是肤色灰暗、粗糙，出现类似粉刺的黑斑。这时，我们可以吃些蜂蜜，用不超过60℃的温开水冲服（而不是蜂王浆，此易引起宫缩），同时，蔬菜、水果以及维生素C不仅有助于皮肤的红润健康，还可防止孕妇小腿痉挛及酸胀之症。多吃一些含蛋白质、维生素和矿物质高的食物。

　　请参照下面的一日食谱。

1.早餐：香蕉奶糊

　　材料：香蕉6只，鲜奶250克，麦片200克，葡萄干100克。

　　制法：将上述材料入锅用文火煮好，再加点蜂蜜调味，早晚各吃100克。

　　功效：常食能润肤去皱。

2.午餐：清蒸时鲜+嫩姜拌莴笋

　　（1）清蒸时鲜

　　材料：鲜鱼1条（鲈鱼、黄鱼或小型鲥鱼均可），葱5根，姜2片，料酒1大匙，鱼露2大匙，猪油1大匙，胡椒粉少许，香油1大匙，沙拉油1大匙。

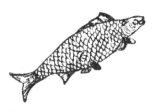
鲥鱼

　　制法：①鱼洗净，在鱼背肉厚处直划一长刀口（使鱼肉易熟又不致裂开），放在抹过油的蒸盘上，淋入调味料，另铺2根葱、2片姜，放入蒸笼或电锅蒸10分钟；②将另外3根葱切丝，放入冷水中浸泡，以去除辛辣味；③鱼蒸好后取出，拣出葱、姜，另将泡过的葱丝捞出，沥干，铺在鱼身上，在炒锅内烧热1大匙香油和1大匙沙拉油，淋在葱丝上即成。

　　功效：健胃止呕、化痰，增进食欲。

（2）嫩姜拌莴笋

材料：嫩姜50克，莴笋200克，芥末仁150克，精盐5克，香油10克，白糖10克，香醋20克，酱油10克，味精2克。

制法：①莴笋削去皮，切成长8厘米、粗4厘米的条，加精盐拌匀腌渍2小时，去其苦味，取出洗净，在沸水锅中略焯，控干后，加白糖（5克）、香醋（10克）、味精（1克）腌渍。②芥末仁（芥末粗老的茎，撕剥其表皮后的嫩茎）切成长8厘米、粗4厘米的长条，放在沸水锅中炸熟，加酱油（10克）、白糖（5克）、味精（1克）、香醋（5克）腌渍2小时。③嫩姜刮去皮，切长细丝，浸泡后，加醋5克腌渍半小时。④以上丝条放在一起拌匀，淋上香油即成。

功效：姜具有独特的香味和辣味，含有蛋白质、糖、脂肪及丰富的铁、盐等，还含有姜油酮、姜油酚及姜油醇等。姜味辛，性微温，有发表、散寒、止咳、解毒等功能，还具有引起血管扩张和中枢神经兴奋的功能，增加血液循环。

3.晚餐：栗子炖白菜+兔肉红枣汤

（1）栗子炖白菜

材料：栗子200克，白菜200克。

制法：将栗子去壳切成两半，用适量鸭汤煨熟栗子，再加入白菜及适量调味料，炖熟即可。

功效：栗子健脾肾，白菜补阴润燥，常食可改善阴虚所致的面色黑黄，并可以消除皮肤黑斑和黑眼圈。

（2）兔肉红枣汤

材料：兔肉500克，红枣20~30粒。

制法：将兔肉和红枣同煮汤，加适量油、盐调味，分数次服食，连服数剂。

功效：兔肉有补中益气的作用，兔肉含丰富的蛋白质及维生素、卵磷脂，有利于人体皮肤黏膜的健康和代谢，故有"美容肉"之称。常食可以润肤泽肌，使皮肤红润。

第三节

食物有阴阳，看它温热还是寒凉

人有体质之分，本草也有"性格"之别

我们一直在强调，无论是治病还是养生，要根据自身体质和其他具体情况辨证施治。而人有体质之分，本草也有自己不同的"性格"。我们用食物来养生，就要好好了解它们各自的性格。

《本草纲目》中记述，每种本草都会首先论述它的"性"，比如性温、性寒等。这个"性"就是它们的"性格"，有寒、凉、温、热等不同的性质。从历代中医食疗书籍所记载的300多种常用食物分析，平性食物居多，温、热性次之，寒、凉性居后。

下面将常见食物按温热寒凉性质分类列出来（见表），供大家参考。

	性平	性热	性温	性凉	性寒
谷类	大米、玉米、青稞、米糠、芝麻、黄豆、豇豆、白豆、豌豆、扁豆、蚕豆、赤小豆、黑大豆、燕麦		糯米、黑米、西谷米（西米）、高粱		粟米、小米、小麦、大麦、荞麦、薏苡仁、绿豆

	性平	性热	性温	性凉	性寒
果类	李子、花红、沙果、菠萝、葡萄、橄榄、葵花子、香榧子、南瓜子、芡实、鸡头果、莲子、椰子汁、柏子仁、花生、白果、榛子、山楂、板栗		桃子、杏子、大枣、荔枝、桂圆肉、佛手柑、柠檬、金橘、杨梅、石榴、木瓜、槟榔、松子仁、核桃仁、樱桃	苹果、梨、芦柑、橙子、草莓、芒果、枇杷、罗汉果、菱角、莲子心、百合	柿子、柿饼、柚子、香蕉、桑葚、阳桃、无花果、猕猴桃、甘蔗、西瓜、甜瓜、香瓜
肉类	猪肉、猪心、猪肾、猪肝、鸡蛋、鹅肉、驴肉、野猪肉、刺猬肉、鸽肉、鹌鹑、蛇肉、蝗虫、甲鱼、龟肉、干贝、泥鳅、鳗鱼、鲫鱼、青鱼、黄鱼、乌贼、鱼翅、鲈鱼、银鱼、鲥鱼、鲤鱼、鲳鱼、鲑鱼、鲨鱼、橡皮鱼		黄牛肉、牛肚、牛髓、狗肉、猫肉、羊肉、羊肚、羊骨、羊髓、鸡肉、乌骨鸡、麻雀、野鸡肉、鹿肉、熊掌、蛤蚧、獐肉、鹿肉、蚕蛹、羊奶、海马、海龙、虾、蚶子、毛蚶、淡菜、水菜、鲢鱼、带鱼、鳊鱼、鲶鱼、刀鱼、草鱼、鲦鱼、鳟鱼、黄鳝、大头鱼	水牛肉、鸭肉、兔肉、马奶、蛙肉（田鸡）、鲍鱼	鸭蛋、马肉、水獭肉、螃蟹、海螃蟹、蛤蜊、沙蛤、海蛤、文蛤、牡蛎肉、蜗牛、蚯蚓、田螺、螺蛳、蚌肉、蚬肉、河蚬、乌鱼、章鱼
蔬菜类	山药、萝卜、胡萝卜、包菜、茼蒿、大头菜、青菜、母鸡头、豆豉、土豆、芋头、生姜、海蜇、香菇、平菇、猴头菇、葫芦	辣椒	葱、大蒜、韭菜、香菜、雪里蕻、洋葱、香椿、南瓜	西红柿、旱芹、水芹、茄子、油菜、茎蓝、茭白、苋菜、马兰头、菊花脑、菠菜、金针菜、黄花菜、莴苣、莴笋、花菜、枸杞头、芦蒿、藕、冬瓜、地瓜、丝瓜、黄瓜、海芹菜、裙带菜、蘑菇、金针菇	慈姑、马齿苋、蕹菜、空心菜、木耳菜、西洋菜、莼菜、发菜（龙须菜）、荠菜、竹笋、瓠子、菜瓜、海带、紫菜、海藻、地耳、草菇、苦瓜、荸荠

	性平	性热	性温	性凉	性寒
其他	白糖、冰糖、豆浆、灵芝、燕窝、玉米须、黄精、天麻、党参、茯苓、甘草、鸡内金、菜油、麻油、花生油、豆油、饴糖、麦芽糖、阿胶	胡椒、肉桂	生姜、砂仁、花椒、紫苏、小茴香、丁香、八角、茴香、酒、醋、红茶、石碱、咖啡、红糖、桂花、松花粉、冬虫夏草、川芎、黄芪、太子参、人参、当归、肉苁蓉、杜仲、白术、何首乌	绿茶、蜂蜜、蜂王浆、啤酒花、槐花（槐米）、菊花、薄荷、胖大海、白芍、沙参、西洋参、决明子	酱油、面酱、盐、金银花、苦瓜茶、苦丁茶、茅草根、芦根、白矾

你的口味反映着身体的需要

准妈妈小苏最近特别爱吃酸的东西，陈皮、话梅这些酸味的零食买了一大堆。丈夫看到大啖大嚼的妻子，就开玩笑说："你真是越来越馋了。"小苏还没来得及反驳，婆婆就站出来帮她说话了："她怀孕了，爱吃酸是身体的需要。我当年怀你的时候比小苏还能吃酸呢。"

为什么怀孕的女人都爱吃酸呢？这是因为怀孕之后，为了保证胎儿的营养，她的血都去养胎了，这就会造成自身肝阴不足。而肝主藏血，酸入肝，所以这时候孕妇就特别想吃酸的。

其实，人的口味反映了身体的需要。当五脏六腑需要补的时候，就会促使人产生吃这些东西的想法。食物有酸、甜、苦、辣、咸五种性味，和五脏有一定的关系。《本草纲目》中提到，酸入肝、甘入脾、苦入心、辣入肺、咸入肾，不同味道的食物进入身体会调补不同的脏腑。换句话说就是，当你口味出现改变的时候，其实就反映了你身体的状况。

除了准妈妈们喜欢吃酸，很多小孩子都喜欢吃甜的东西。"甘入脾"，甜味的东西走脾胃，孩子爱吃糖就很可能是脾虚的现象。小孩子们大多爱流口水，这也是因为脾虚。还有的人口味特别重，爱吃咸的东西，中医讲咸味是入肾的，爱吃咸的东西说明这个人已经伤了元气，这时一定要注意补元气。

所以说，当你自己特别想吃某个东西的时候，中医的原则是想吃的东西就可以吃，因为它反映着你自己身体的需要。那么，是不是小孩子爱吃糖，做父母的就任由他吃，喜欢吃咸的、辣的人也随着自己的性子呢？

当然不是这样，我们主张想吃啥就吃啥，但凡事以不过为度，口味也是这样，不能吃得过甜、过咸、过辣等。因为小孩子吃糖过多，会生蛀牙；盐可以调节人的元气和肾精，吃的味道太重，会耗元气。爱吃就吃，但一定要有节制，这才是正确的饮食之道。

热性食物会助长干燥，所以要巧吃

现代人口味很重，很多人喜欢调味料放得特别足的食物，油炸、麻辣食品是很多人的最爱。大三女生小张就最喜欢吃学校附近小摊上的麻辣鸡翅。这家的鸡翅味道特别重，葱、姜、蒜、八角、茴香等放得特别多，很符合大学生的口味。

这年秋天，小张觉得特别干燥，经常口干舌燥、皮肤脱屑，嘴唇干枯起皮，还时不时地便秘。她只得去看医生，医生询问了她的生活习惯，发现小张基本上每天都要光顾这家小店吃麻辣鸡翅，于是告诉她，让她"干燥不堪"的元凶就是麻辣鸡翅这类热性食物。

原来，热性食物本来就会助长干燥，而到了秋天，赶上"秋燥"，情况就会更严重，如此下来就会伤阴。调理的方法就要从饮食上着手，少吃辛辣、煎炸的热性食物，多喝白开水，并且吃一些养阴、生津、润燥的食物。

《本草纲目》里说，银耳性平无毒，既有补脾开胃的功效，又有益气清肠的作用，还可以滋阴润肺。百合甘寒质润，善养阴润燥。二者同煮粥食用，是对抗秋燥的最好膳食。将银耳、百合、粳米洗净放入锅中，加清水适量，用文火煮熟。可以加入适量冰糖。每日一次。

小张吃了一段时间百合银耳粥，发现秋燥的症状开始减轻，尤其是嘴唇不像原来那样喜欢起死皮了。同时，她也戒掉了原来顿顿不离的麻辣鸡翅，毕竟还是健康最重要啊！

血虚怕冷，气虚怕饿——胖子也要"补身体"

也许大家看到这个标题会觉得可笑，生活中多少体重超标的人想尽办法减肥，减少食量，连正常三餐都不愿意多吃，哪里还能补呢？其实这个观点有偏颇之处，大多数肥胖者最需要的其实是补，尤其是那些真正的肥胖症患者。

人体内脂肪积聚过多，体重超过标准体重的20%以上，就称为肥胖症。肥胖之人脂肪多，就像穿了一件"大皮袄"，不容易散热，夏天多汗，容易中暑和长痱子。由于体重增加，足弓消失，容易成为扁平足。即便走路不多，也容易出现腰酸、腿痛、脚掌和脚后跟痛等症状。肥胖的人在活动后还很容易出现心慌、气短、疲乏、多汗等症状；所以人们常常用"虚胖"来形容胖。虚胖就不是健康的状态，这个虚只能用补来解决。

有句话叫"血虚怕冷，气虚怕饿"。血少的人容易发冷，而气虚的人容易饿，总想着吃。针对这种食欲旺盛的情况，最好的方法就是补气。熟知《本草纲目》的人都知道，其中最推崇的补气本草之一就是黄芪。黄芪性温，最能益气壮骨，被称为"补药之长"。用十几片黄芪泡水喝，每晚少吃饭，用10颗桂圆、10枚红枣（这个红枣是炒黑的枣）煮水泡着喝，不至于因为晚上吃得少了而感到饿，同时红枣和桂圆又补了气血。另外，平时要多吃海虾，这也是补气、补肾最好的方法。当把气补足后，就会发现饭量能很好地控制了，不会总觉得饿了。坚持一段时间，体重就会逐渐下降。

对于那些吃得少，又不容易饿的胖人来说，发胖是因为血虚。平时要多吃鳝鱼、黑米粥、海虾和牛肉。气血补足了，肥胖的赘肉自然就消失了。

另外，用按摩的方法也可以减肥。每天早上醒来后将手臂内侧的肺经来回慢慢搓100下，再搓大腿上的胃经和脾经各50下，能有效地促进胃肠道的消化、吸收功能，并能促进排便，及时排出身体内的毒素与废物。中午的时候搓手臂内侧的心经，慢慢来回上下地搓100次，然后再在腰部肾俞穴搓100下，因为中午是阳气最旺盛的时候，这时是补肾、强肾的最好时机。晚上临睡前在手臂外侧中间的三焦经上来回搓100下，能有效地缓解全身各个脏器的疲劳，使睡眠质量提高，好的睡眠也是人体补血的关键。

所以，虚胖的人不妨试试用补的方法来减肥，在控制食量的基础上，吃那些对症的食物，平时再辅之以按摩和运动，坚持下去，既减轻体重，又保持健康。

过敏体质的人，别让寒性食物伤了你

《本草纲目》里说，寒性食物有助于清火、解毒，可用来辅助治疗火热病症。所以，面红目赤、狂躁妄动、颈项强直、口舌糜烂、牙龈肿痛、口干渴、喜冷饮、小便短赤、大便燥结、舌红苔黄、脉数等实火病症，都可以选用一些寒性食物，有助于清火祛病。

我们都知道，脾胃虚弱的人不宜多食寒性食物。其实，还有一种人群也不适合寒性食物，那就是过敏性体质的人。李先生有过敏性鼻炎，他的一个老朋友从外地给他带了一箱猕猴桃，他多吃了一些。结果早上一起床，不停打喷嚏及流鼻水，浑身不适，鼻炎发作。而让他犯病的原因，就是他吃的那些猕猴桃。

《本草纲目》中记载，猕猴桃性味甘酸而寒，是典型的寒性食物。中医曾经做过一个寒性食物对过敏性体质者的影响的研究。通过对197名患者的观察，发现凉寒性食物吃太多的人，体内过敏免疫球蛋白数值都会比较高，鼻炎状况也相对比较严重。由此说明，过敏性体质要慎用寒性食物。

《本草纲目》中常见的寒性食物有苦瓜、番茄、荸荠、菱肉、百合、藕、竹笋、鱼腥草、马齿苋、蕨菜、荠菜、香椿、莼菜、黑鱼、鲤鱼、河蟹、泥螺、海带、紫菜、田螺、河蚌、蛤蜊、桑葚、甘蔗、梨、西瓜、柿子、香蕉等。如果你是过敏性鼻炎患者，或者属于过敏性体质，经常出现一些过敏性反应，就一定要少吃或者忌吃这些寒性食物。

过敏性体质者想改善体质，可以多吃鸡肉等温补类食物。水果如龙眼、荔枝等，都对过敏性鼻炎患者有滋补功效。

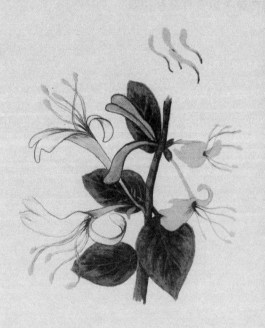

第二章

《本草纲目》中的养颜经

第一节
滋阴养血，本草养颜的根本

补血，女人一生的必修课

对于人体来说，血液是生命之海。人体从脏腑到肢体，各个组织都离不开血液的营养，血液是维持人体生命活动的基本物质。而血液对于女性来说，更犹如蜡烛的蜡油与烛光，当一根蜡烛的蜡油减少并耗尽时，烛光也将随之变得微弱，以至熄灭。

女性从来月经那一天起，就面临着失血的问题，在生育时更是如此。女性以血为养，如果不注意补血，就会像枯萎的花儿一样，黯然失色，失去生机和活力，有时还会产生头晕、心悸、健忘、失眠、目视不明、面色无华、舌淡、脉虚等症。

中医认为，血液内养脏腑，外表皮毛筋骨。女性若要追求靓丽面容、窈窕身材，就必须要重视养血。养血要注意以下几个方面。

1.神养

心情愉快，保持乐观的情绪，不仅可以增进机体的免疫力，而且有利于身心健康，同时还能促进骨髓造血功能旺盛起来，使皮肤红润，面色有光泽。

2.睡养

充足睡眠能使你有充沛的精力和体力，养成健康的生活方式，不熬夜，不偏食，戒烟限酒，不在月经期或产褥期等特殊生理阶段同房等。

3.动养

经常参加体育锻炼，特别是生育过的女性，更要经常参加一些体育锻炼和户外活动，每天至少半小时。如健美操、跑步、散步、打球、游泳、跳舞等，可增强体力和造血功能。

4.食养

这是关于补血最关键的一点，也是历史悠久的滋养方式。因为胃经主血，只要能吃，食物的精华就能转变为血。中国古代有句俗语，"能吃是福"，只要能好好地吃饭，正常地消化，就是最好的补血方法。所以，真正的补血原则应该是先补脾胃，脾胃气足了，消化吸收能力才能增强，这样整个身体就能强壮起来。

《本草纲目》中所列出的诸多食材药材均具备不同的补养功效，其中也不乏补血滋阴的食材。如动物肝脏、肾脏、血、鱼虾、蛋类、豆制品、黑木耳、黑芝麻、红枣、花

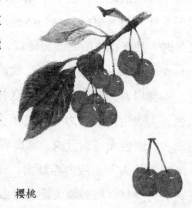

樱桃

生以及新鲜的蔬果等。这些物品可以为我们的身体提供优质蛋白质、必需的微量元素（铁、铜等）、叶酸和维生素等营养物质。尤其是女性朋友，在不同的时期应当对食物有所选择。比如，女性在月经期间，尤其是失血过多时会使血液的主要成分如血浆蛋白、钾、铁、钙、镁等流失。因此，在月经结束后1~5日内，应补充蛋白质、矿物质及补血的食品，如牛奶、鸡蛋、鹌鹑蛋、牛肉、羊肉、菠菜、樱桃、桂圆肉、荔枝肉、胡萝卜等，既有美容作用，又有补血、活血作用。此外，女性平时还应补充一些有利于"经水之行"的食品，如鸡肉、红枣、豆腐皮、苹果、薏苡仁、红糖等温补食品。

5.药养

贫血者应进补养血药膳。可用党参15克、红枣15枚，煎汤代茶饮；也可用首乌20克、枸杞子20克、粳米60克、红枣15枚、红糖适量煮粥，亦有补血养血的功效。除此之外，还有很多补血的药膳，我们会在后面详细介绍。

以上这些注意事项对大家只是一个大概的提醒，因为滋阴养血、美容养颜最重要的还是有一个关心身体、爱护身体的健康观念。有了健康、科学的养生理念，我们自然会在生活的方方面面中注意对自己身体的调养，这样美丽就会不请自来了。

一碗红糖桃花粥，颜面有光泽

我们知道，气血的调养对女性来说十分重要。血液内养脏腑，对于维持人体各脏腑器官的正常机能活动具有重要意义。女性因自身特殊的生理原因，有耗血多的特点，若不善加养血，呵护脏腑，就容易出现面色萎黄、唇甲苍白、头晕眼花、乏力气急等血虚症。贫血严重者还容易产生皱纹、白发、脱牙、步履蹒跚等早衰症状。

另外，血液也外表于皮毛筋骨。气血充足才能皮肤红润，面色也才有光泽。所以中医一直认为，调经理血养血，才是养颜之本。爱美的女性若是要追求靓丽面容、窈窕身材，就必须要重视养血。

中医还认为，"气为血率、血为气母"，气和血的关系是十分密切的，血常常会受到气的影响，因此气、血两虚常常"结伴而来"。所以，女性要想面色红润、精神焕发、美丽动人，就一定要将气虚、血虚通通赶跑才行。

下面我们就来介绍两种补气血的最佳食物。

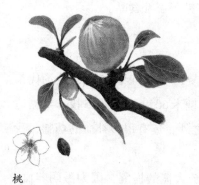
桃

首先是桃花。古往今来，文人墨客对桃花的吟咏赞叹层出不穷，还留下了不少佳话。《诗经》中就有"桃之夭夭，灼灼其华"的佳句；《史记》中也有"桃李不言，下自成蹊"的哲思。阳春三月，当一片片粉红的桃花迎风盛开时，那种美丽令整个春天都变得明媚动人起来。爱美的你是否也想拥有这份美丽动人呢？

其实，桃花不仅可供人观赏，还可以入药。我们形容别人面色红润时常用"面若桃花"这样的比喻，其实，桃花本身就是可以让人面若桃花的。据《神农本草经》记载，桃花能"令人好颜色"，现代药理研究也表明，从桃花中提取的植物激素，有抑制血凝、促进末梢血液循环的特殊作用。以桃花泡茶或者将之研末调蜜制成蜜丸，都有食之使人体散发桃花香气的神奇功效。

其次是红糖。红糖和白糖都源自甘蔗的茎汁，但两者的功效截然不同。白糖味甘、性凉，具有润肺生津的功效；而红糖性温，重在养血暖中。同时，红糖在养血之外还有一定的活血功效，所以适用于妇女产后恶露不净、口干呕吐、月经不调及宫寒痛经等症。另外，红糖中还含有一定量的维生素B$_2$、胡萝卜素和烟酸，这些都是白糖所不具备的。红糖中的葡萄糖含量也很丰富，容易被人体消化吸收，服用红糖水3~5分钟后，人就会感到温暖起来。

下面为大家推荐的正是由桃花和红糖组成的活血养血美食——红糖桃花粥。

材料：准备桃花（干品）2克，粳米100克，红糖30克。

制法：将桃花置于砂锅中，用水浸泡30分钟，加入粳米，文火煨粥，粥成时加入红糖，拌匀。每日1剂，早餐1次趁温热食用，每5剂为一疗程，间隔5日后可服用下一疗程。

功效：此粥既有美容作用，又可以活血化瘀，适用于血瘀表现为脸色黯黑、月经中有血块、舌有紫斑、大便长期干结等症者。但不宜久服，且月经期间应暂停服用，月经量过多者忌服。

做此粥时，当我们看着美丽的花瓣在雪白的米粥中翻滚，是不是有一种"花不醉人人自醉"的感觉呢？其实，只要我们在平日里多注意对经期的呵护和对气血的养护，自然也能拥有明媚如桃花般的美丽容颜。

桑葚：滋阴补血的民间佳品

从滋阴补血的角度说，桑葚与其他水果相比更具效用。早在2000多年前，桑葚就已经是中国皇帝御用的补品。因桑树特殊的生长环境，使桑葚具有天然生长、无任何污染等特点，所以桑葚历来被称为"民间圣果"。其营养价值是苹果的5~6倍，是葡萄的4倍，具有多种功效，被现代医学界誉为"21世纪的最佳保健果品"。

中医认为，桑葚性寒，味甘，具有滋阴补血、补肝益肾、生津止渴的功效。《本草纲目》中也说："桑葚者，桑之精华所结也。凉血、补血、益阴之药无疑矣。"它可以改善皮肤血液供应，营养肌肤，使皮肤白嫩，并能在一定程度上延缓衰老，所以历来被视为健体美颜、抗衰老的佳果与良药。而对阴虚贫血的女性来说，桑葚既可以滋补身体，又可以美容养颜，实在是不二的选择。

现代医学研究也表明，桑葚含铁量较高，而且含有较多的维生素C，它不仅是妇女产后血虚体弱的补血佳品，对缺铁性贫血所致的皮肤发黄、面色憔悴等也有较理想的治疗作用。

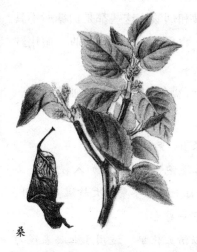

桑

另外，常食桑葚可以明目，可缓解眼睛的疲劳干涩；桑葚还具有免疫促进作用，可防止人体动脉硬化、骨骼关节硬化，促进新陈代谢，治疗久病体虚、肝肾阴亏、腰膝酸软、目眩耳鸣、须发早白、关节不利、肠燥便秘、潮热遗精与烦渴不止等病症。

桑葚有黑、白两种，其中紫黑色者为补益上品。桑葚鲜品以个大、肉厚、味甜为佳；其干品味道甜酸，颇似葡萄。桑葚可以直接食用，也可与其他食物搭配食用。

这里就为大家介绍两款桑葚的配搭美食。

1.桑葚蜂蜜饮

材料：桑葚100克，蜂蜜适量。

制法：将桑葚洗净，放入锅中，加水1500毫升，用小火煎煮1小时，滤渣取汁后继续煎煮5分钟，然后加入蜂蜜煮沸即可。

功效：此饮可补肝益肾，滋补强壮，适用于两眼昏花、肺燥咳嗽、肠燥便秘、热渴、须发早白等症。

2.桑葚葡萄粥

材料：桑葚、白糖各30克，葡萄干10克，薏仁20克，粳米50克。

制法：将桑葚、薏仁洗净，用冷水浸泡数小时；淘洗净粳米，置砂锅中，加桑葚、薏仁及水，加葡萄干，先用旺火煮开，再改用小火熬，米烂粥熟时加入白糖拌匀。每日1剂，早晚各1次。

功效：此粥可滋阴补肾，健脾利湿，丰肌泽肤。尤其适合身体虚弱消瘦而皮肤皱纹多、不光泽的女性朋友食用。

需要注意的是，桑葚虽好，但不宜过量食用，因为桑葚中含有溶血性过敏物质及透明质酸，过量食用后容易发生溶血性肠炎。此外，桑葚性寒，脾胃虚寒、便溏、腹泻者忌食；桑葚含糖量高，糖尿病人也应忌食；未成熟的桑葚含有氢氰酸有剧毒，不可食；少儿和孕妇皆不宜多食。

五加皮猪肝，补气养血效果好

唐代崔护有一首著名的抒情诗叫《人面桃花》，诗中写道："去年今日此门中，人面桃花相映红。人面不知何处去，桃花依旧笑春风"。我们走在街上，常常也会看见一些满面春风的美女，她们自然是惹众人青睐的，说她们是人面桃花一点儿也不为过，但她们究竟有什么秘诀，才保养出这么一副可人的容颜呢？

答案就是滋阴养血。要想拥有这样一副桃花般的美丽容颜，关键就在于在日常生活饮食里多加一些补血养血的食物。

五加皮就是一种上好的美容药材，它含有刺五加苷和多糖等丰富的营养成分，这些营养物质有活血散瘀、促进血液循环、加强新陈代谢等作用。《本草纲目》中提到：五加皮不仅可以单用，还能与其他中药配伍，起到补气养血、抗皱美肤、轻身延年的功效。此外，五加皮酒很早之前就被用作贡酒了，关于它的配制有一段优美的传说。

传说，东海龙王的五公主佳婢下凡到人间，与凡人致中和相爱。因生活艰难五公主提出要酿造一种既健身又治病的酒来维持生

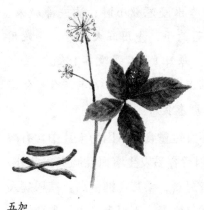

五加

计，致中和感到为难。五公主让致中和按她的方法酿造，并按一定的比例投放中药。在投放中药时，五公主唱出一首歌："一味当归补心血，去瘀化湿用姜黄。甘松醒脾能除恶，散滞和胃广木香。薄荷性凉清头目，木瓜舒络精神爽。独活山楂镇湿邪，风寒顽痹屈能张。五加树皮有奇香，滋补肝肾筋骨壮，调和诸药添甘草，桂枝玉竹不能忘。凑足地支十二数，增增减减皆妙方。"原来这首歌中含有十二种中药，便是五加皮酒的配方。五公主为了避嫌，将酒取名"致中和五加皮酒"。据《神农本草经》记载，"鲁定公母单服五加皮酒，以致不死"。

近代医学研究也证明，五加皮的作用特点与人参基本相同，具有调节机体紊乱，使之趋于正常的功能。它还有良好的抗疲劳作用，这点较人参更为显著，并能明显地提高耐缺氧能力。

这里就为大家推荐一款美味的五味子五加皮炖猪肝：

材料：五味子15克，五加皮60克，猪肝250克，猪肉150克，猪脊骨200克，红枣4颗，生姜3片，盐适量。

制法：先将五味子、五加皮洗净，猪肝、猪肉切片或块，猪脊骨敲裂；红枣去核；然后将所有材料（盐除外）一起放进炖盅内，加入冷开水1500毫升，加盖隔水炖3小时即可。饮用时再放盐。

功效：五味子具有益气、滋肾温精、生津止渴的功效；五加皮具有祛风除湿、强筋壮骨、活血祛瘀、利水消肿的作用。二者同用，使此汤具有养血祛风、舒筋通络、养血补血、养肝明目的作用。

需要注意的是，五味子酸湿收敛，凡外有表邪，内有湿热及痧疹初发者均忌服；而对于五加皮，阴虚火旺者慎服。

荷花，活血化瘀驻容颜

说到滋养容颜，不少女性会想到花草。从花草中提取美容精华是自古就有的。经过反复的实践，人们发现，很多花草都具有美容功效。这其中，以荷花最为出众。

荷花，又名莲花、水芙蓉等，其"出淤泥而不染"的品格一直为世人所称颂。有诗云："身处污泥未染泥，白茎埋地没人知。生机红绿清澄里，不待风来香满池。"就是在赞美荷花的这种高贵品质。荷花特有的清香气味还具有消暑、提神的作用。清代曹寅曾有诗云："一片秋云一点霞，十分荷叶五分花。湖边不用关门睡，夜夜凉风香满家。"酷暑难当，惹得人心烦意乱时，不妨移步荷花塘畔，欣赏荷花那婀娜的身姿，感受那缕缕荷香，定会有心旷神怡的感觉。

在国外，荷花也是广受欢迎的养生花卉。泰国是一个信奉佛教的国家，所以荷花在泰国人看来是圣花。泰国的许多孕妇都会用供奉过神灵的荷花花瓣来泡茶喝，她们相信神灵能保佑腹中的胎儿健康平安，同时能降低妊娠反应对自己的困扰。

其实，荷花不仅可供人们欣赏、吟诵，它还可以被用来帮助女性逆转时光、留住容颜。不少医药古籍中都载有对荷花养颜功效的描写。《本草纲目》中即称荷花能"镇心安神，养颜轻身"。而古方"仙莲丸"就是以荷花、莲藕、莲子为材料制成的，常服能"悦色、延年、不老"。由此可见，荷花的养颜功效确实非同一般。下面就让我们来详细了解一下神奇的荷花。

荷花之所以能留住青春，首先得归功于它所具有的活血化瘀之功效。我们常说某人气色很好，其实那是指她体内的血流运行通畅，面部血液供应较充足，所以肌肤红润而有光泽。前面我们也提到过，许多女性在月经期间出现的月经失调、痛经、面色晦暗等状况其实都与气血运行失常、瘀滞于子宫有关。因此，用活血化瘀的荷花来促进血液的流通，化去体内的瘀滞之物，自然能达到美肤养颜的效果。

当然，养颜只是荷花众多功效里的一个方面，荷花在治病健身方面也有自己的建树。《滇南本草》中就有将荷花用于治疗妇人血逆昏迷等症的记载。这是古人对于荷花治病健身功效的收获。

现代人使用荷花的方法也有很多。荷花多用于外用。比如，较为常见的是用新鲜的荷花瓣捣碎外敷可治疗疮疖。内服方面，用阴干的荷花花瓣泡茶喝可以消暑，或用温酒送服干花瓣以活血养颜。

其实，荷花全身都是宝，均可入药。除了花之外，荷叶清暑利湿、升阳止血、减肥瘦身；藕节也有解热毒、止血散瘀之功效。正因如此，荷花的食用方法也十分丰富。荷叶、荷花、莲蕊等是人们喜爱的食品。莲子是高级滋补品。莲藕是最佳的蔬菜和蜜饯果品。传统膳食有莲子粥、莲房脯、莲子粉、藕片夹肉、荷叶蒸肉、荷叶粥等。这里就为大家介绍一款美味养颜的荷叶荔枝鸭。

材料：鸭子1只，荔枝250克，瘦猪肉100克，熟火腿25克，鲜荷花1朵，料酒、细葱、生姜、味精、精盐、清汤各适量。

制法：先将鸭子宰杀后，除尽毛，剁去嘴、脚爪，从背部剖开，清除内脏，放入沸水锅中氽一下，捞出洗净备用；将荷叶洗净，掰下花瓣叠好，剪齐两端，放开水中氽一下捞出；荔枝切成两半，去掉壳和核；将火腿切成丁，猪肉洗净切成小块；生姜、细葱洗净后，姜切片，葱切节。取蒸盆一个，依次放入火腿、猪肉、鸭、葱、姜、精盐、料酒，再加入适量开水，上笼蒸至烂熟，去掉姜、葱，撇去汤中的油泡沫，再加入荔枝肉、荷花、清汤，稍蒸片刻即成。

功效：此菜可滋阴养血、益气健脾、利水消肿。适用于阴血亏虚、气阴两虚所致的神疲气短、形体消瘦、烦热口渴、骨蒸劳热、午后低烧、不思饮食、消化不良、干呕呃逆、干咳少痰、小便不利、肢体水肿、贫血等症。需要注意的是，大便燥结者忌服莲子；小便不利者忌服莲须；莲叶、莲须等忌铁器。

白茯苓：祛斑增白清热利湿

很多女人过了30岁后，就发现自己的两颊"飞"上了"蝴蝶"——黑色、褐色的斑点密布脸颊，看起来就像蝴蝶的翅膀，这也就是我们经常提到的黄褐斑，也被称为蝴蝶斑。一个爱美的女性，要想拥有美丽的容颜，自然要除掉这些斑。

一般来说，容易长斑的人，饮食上应注意多食用一些富含维生素C、维生素A、维生素E的食物，这些食物包括香菜、油菜、柿子椒、苋菜、芹菜、白萝卜、黄豆、豌豆、鲜枣、芒果、刺梨、杏、牛奶等。同时还要少喝含有色素的饮料，如浓茶、咖啡等，因为这些饮料都可能增加皮肤色素沉着，让斑点问题越来越严重。

除此之外，大家也可以试试神奇的白茯苓。《本草纲目》等许多古代医学典籍上都提到过白茯苓的美容功效。《本草品汇精要》中说："白茯苓为末，合蜜和，敷面上疗面疮及产妇黑疮如雀卵"，可见我们的祖先很早前就发现了白茯苓治斑的奇效。

白茯苓味甘、淡；性平；归心、脾、肺、肾经。有渗湿利水、健脾和胃、宁心安神等功效。可用于小便不利、水肿胀满、痰饮咳逆、呕吐、脾虚食少、心悸不安、失眠健忘等症。当然，对女性朋友来说，白茯苓祛斑增白、润泽皮肤、固齿乌发、延年益寿的功效才是让女性趋之若鹜的主要原因。

这里就为大家推荐两款去黑增白的白茯苓面膜。

1.茯苓蜂蜜面膜

材料：白茯苓粉15克，白蜂蜜30克。

制法：将蜂蜜与茯苓粉调成糊状即成。晚上睡前敷脸，翌晨用清水洗去即可。

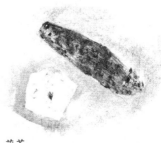

茯苓

功效：茯苓能化解黑斑瘢痕，与蜂蜜搭配使用，既能营养肌肤又能淡化色素斑。所以，制成面膜有营养肌肤，消除老年斑黄褐斑的功效。

2.三白面膜

材料：白芷粉1茶匙，白茯苓2茶匙，白及1茶匙，芦荟鲜汁、蜂蜜或牛奶适量。

制法：将以上三种粉混合，冬天加蜂蜜适量调和，如果感觉黏就加几滴牛奶；夏天或是油性皮肤就只加牛奶适量调和。每次20~30分钟。

功效：此面膜具有柔嫩肌肤、美白润泽之功效。

需要提醒大家的是，面膜这样的外敷手段并不能从根本上祛斑增白，要想拥有白皙动人的容颜，最重要的还是对内里的调整。所以，除了将白茯苓制成面膜外敷，我们更应该挖掘它对我们脏腑的调理功效，有一款著名的中药方剂叫"白茯苓丸"，具有滋阴清热的功效，对调理身体来说是一个不错的选择。

白茯苓丸是由茯苓、花粉、黄连、草薢、人参、玄参、熟地黄、覆盆子、蛇床子、石斛、鸡肫皮质组成，以磁石煎汤送服，具有补肾生津、清热利湿的功效，可用于治疗肾消症状。

方中的茯苓、草薢皆有清利湿热的功效，为方中君药。熟地滋阴补肾，玄参滋阴清热，黄连清泻胃热，石斛益胃生津，为臣药。覆盆子、蛇床子益肾固精，人参健脾益气，花粉生津止渴，鸡内金健运脾胃，为佐药。用磁石煎汤送服，取其色黑入肾，补肾益精，为佐使药。诸药合用，可补肾生津，清热利湿。又因本方以白茯苓为主药，故名"白茯苓丸"。

需要注意的是，白茯苓作为一款中草药，其用法用量均应谨遵专业医师的建议，不可自己随意尝试；虚寒精滑或气虚下陷者忌服白茯苓；凡服用白茯苓者，忌食米醋；白茯苓表面有赤色筋应去除，否则会损人眼目。

"圣药"阿胶是女人补血的良药

对于阿胶，可能大部分人都有所耳闻，知道它是一种女性的补品。但到底什么是阿胶呢？不熟悉本草药剂的人可能觉得阿胶是一种植物，实际上阿胶是驴皮经煎煮浓缩制成的固体胶质。阿胶在中医药学上已经有两千多年的历史了，其实最早制作阿胶的原料不是驴皮而是牛皮，《神农本草经》中就记载："煮牛皮作之"。由于阿胶在滋补和药用方面的神奇功效，因而受到历代帝王的青睐，将其列为贡品之一，故有"贡阿胶"之称。

关于阿胶的由来，还有这样一个传说故事：

从前，有一对夫妻，阿铭和阿娇，他们的日子过得还算富裕。阿娇分娩后气血损失过多，身体特别虚弱，阿铭听说驴肉的营养特别丰富，就宰杀了一头驴给阿娇补养身体。可是驴肉的香味把煮肉的伙计吸引住了，他们一拥而上把驴肉吃光了。因为没有办法交差，所以他们便把驴皮放入锅中煮了半天，凉了之后凝结成了胶块。阿铭拿给阿娇吃后，阿娇变得脸色红润、气血充沛，不过几日，身体便奇迹般地恢复了。后来，分吃驴肉的伙计的妻子分娩后也患上了和阿娇相似的疾病，那个伙计以同样的方法让妻子进食驴胶，结果身体也很快恢复了。从此，阿娇和阿铭就以出售驴胶为生，生意十分红火。

据《本草纲目》记载，阿胶味甘，性平；归肺、肝、肾经。能够补血、止血、滋阴润燥。适用于血虚萎黄、眩晕、心悸等症，为补血佳品。尤其是对女性的一些病症，如月经不调、经血不断、妊娠下血等，阿胶都有很好的滋阴补血之功。因此，如果你是阴虚体质，不妨试一试阿胶。

阿胶的养颜之功其实也根基于它的补血之功，女性气血充足，表现在容貌上，才能面若桃花、莹润有光泽。但是当今社会节奏的加快，竞争压力的加剧，使得很多女性过早地出现月经不调、痛经、肌肤暗淡无光、脸上长色斑等衰老迹象。只有从内部调理开始，通过补血理气，调整营养平衡，才能塑造靓丽女人。而补血理血的首选之食就是阿胶，因为阿胶能从根本上解决气血不足的问题，同时改善血红细胞的新陈代谢，加强真皮细胞的保水功能，实现女人自内而外的美丽。

唐代诗人白居易在《长恨歌》中有："春寒赐浴华清池，温泉水滑洗凝脂"的名句，其中的"凝脂"就是形容杨贵妃的皮肤非常细嫩光滑。那么，杨贵妃是如何拥有令众多女性羡慕，甚至是嫉妒的肌肤呢？白居易说她是"天生丽质难自弃"，有人却一语道破天机："暗服阿胶不肯道，却说生来为君容"，说的是为了皮肤细腻光滑，杨贵妃每天都吃阿胶。阿胶的养颜功效可见一斑。下面就为大家介绍一款养阴补阴、养颜养肤的阿胶粥。

材料：阿胶30克，糯米30~50克。

制法：将阿胶捣碎，炒，令黄炎止，然后将糯米熬成粥；临熟时将阿胶末倒入搅匀即可，晨起或晚睡前食用。

功效：此粥可养颜、嫩肤、止血、安胎。

不过要注意的是，我们在使用阿胶时，不要服用刚熬制的新阿胶，应该在阴干处放三年方可食用；要在确认阿胶是真品后才可食用，以防服用以假乱真的阿胶引起身体不适。

黄芪鸡汁粥，告别贫血红润女人

对大部分女性来说，身体健康有活力、身材苗条、肤色红润是她们一生的梦想。但现实生活中，由于种种原因，导致女性很难实现这个梦想，其中最大的"绊脚石"便是贫血。女性一旦患上了贫血，随之而来的便是面容憔悴、苍白无力、头昏眼花等，此时再好的化妆品也无法修饰女人的容颜。若是长期不注意调理，贫血还有可能让许多疾病乘虚而入，引起身体的种种问题，严重威胁女性的身体健康。因此，女性朋友需要多多注意在日常饮食中对自己的保养，防止贫血的发生。

我们先来看看预防和治疗贫血不可忽视的几大要素。

首先是铁。我们知道，铁是组成红细胞中血红蛋白的重要成分，红细胞携带氧气及二氧化碳的功能是依靠铁来完成的，食物中若长期缺铁就会引起贫血。因此，补铁一直是预防和治疗贫血的重中之重。铁的来源十分广泛，很多食物如瘦肉、蛋黄、鱼类、母乳等都含有丰富的铁。植物性食品中，大枣、坚果类、山楂、核桃、草莓等含铁也较多。

其次是铜。铜是人体必需的微量元素，它在人体内主要以铜酶的形式参与机体一系列复杂的生化过程。它参与血细胞中铜蛋白的组成，与微量元素铁有相互依赖的关系，是体内铁元素吸收、利用、运转及红细胞生成等生理代谢的催化剂。此外，铜还参与造血和铁的代谢过程，如果缺少它，就会导致造血机能发生障碍。这时，即使机体内有充足的铁，也会引起贫血。因此，我们要多吃含铜丰富的食物，如鱼、蛋黄、豆类、核桃、花生、葵花子、芝麻、蘑菇、菠菜、杏仁、茄子、稻米、小麦、牛奶等。

然后是叶酸、维生素 B_{12} 及维生素 C 等营养物质。它们虽然不是构成血细胞的成分，但血细胞离开这些物质就不能成熟，缺少这些维生素也会影响造血功能。所以，我们应该多吃富含此类营养素的食物。新鲜蔬菜，特别是绿叶蔬菜及水果中，就含有很多叶酸及维生素 C；而肉类、鱼、糙米等食物中，维生素 B_{12} 含量比较丰富。

最后是蛋白质。它也是造血的重要原料。一个体重为50~60千克的成年人，每天需要摄入50~60克蛋白质。因此，我们可适当食用一些鲜奶及奶制品、蛋类及瘦肉。

介绍了这么多预防和治疗贫血的元素和相关食物，想必大家会有疑问：有没有一道佳肴或药膳，可以同时补充以上这些营养成分呢？

答案是肯定的，如黄芪鸡汁粥、红枣黑木耳汤、荔枝干大枣等药膳都能同时补充诸多有益造血的营养成分，效果显著，适宜贫血或者爱美的人士食用。

这里就为大家介绍一款美味又健康的黄芪鸡汁粥。其具体制作方法如下。

材料：母鸡1只，黄芪15克，大米100克。

制法：将母鸡剖洗干净，浓煎鸡汁，将黄芪煎汁，加入大米100克煮粥即可。早、晚趁热服食。

功效：此粥可益气血，填精髓，适于体虚、气血双亏、营养不良的贫血患者。

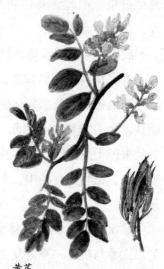

黄芪

在服用此款养生粥品时需要注意，感冒发热、外邪未尽者忌服。

芍药：滋阴养颜的古方

芍药是我国栽培历史最悠久的传统名花之一，位列草本之首，被人们誉为"花仙"和"花相"。芍药每年4~5月开花，色泽鲜艳、绚丽多姿。历来为文人墨客所吟咏赞美，宋代郑樵这样形容芍药："芍药著于三代之际，风雅所流咏也"。而芍药之所以得名，正是因为"芍药犹绰约也，美好貌。此草花容绰约，故以为名"。

芍药的娇艳美好还体现在它的诸多别称中。芍药因其花大色艳，妩媚多姿，所以又被称为"娇客""余容"；古人常以芍药赠送别离之人，以示惜别之情，故芍药亦称"将离""司离"；此外，芍药花开于春末，被誉为春天最后一杯美酒，故又称"婪尾春"。

《本草纲目》中这样记载芍药："芍药花味苦酸；性凉，具有补血敛阴、柔肝止痛、养阴平肝的功效，可用于泻痢腹痛、自汗、盗汗、湿疮发热、月经不调等症。"此外，芍药花还可使容颜红润，可改善面部黄褐斑和皮肤粗糙，经常使用可使气血充沛，精神饱满。

芍药花自然也可以拿来食用，熬粥、做汤，泡茶均可，色香味俱佳。

下面就为大家介绍几款芍药花做成的滋补养颜佳品。

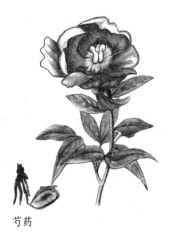

芍药

1.芍药茶

材料：15克野生晒干的芍药，400毫升水。

制法：将芍药放入水中煮，待水剩下一半分量时，再放入生姜、枣和蜂蜜即可。

功效：此款芍药茶可促进血液循环，将体内各处积聚的瘀血排出体外。

2.芍药酒

材料：赤白芍药15克，低度白酒500克。

制法：将赤白芍药研为末，放入白酒瓶内，浸泡7日即可饮用。每日2次，每次15克。

功效：此酒酒香味醇，可活血调经。

3.芍药花粥

材料：芍药花（色白阴干者）6克，粳米50克，白糖少许。

制法：以米煮粥，稍微沸腾后，入芍药花再煮粥，粥滚后加入白糖即可。

功效：此粥可养血调经。治疗肝气不调、血气虚弱而见胁痛烦躁、经期腹痛等症。

需要注意的是，血虚无瘀之症及痈疽已溃者慎服芍药。《本草经疏》中还提到："赤芍药破血，故凡一切血虚病，及泄泻，产后恶露已行，少腹痛已止，痈疽已溃，并不宜服。"

乌骨鸡汤，补血益阴

前面我们已经提到，人体是"血肉之躯"。只有血足，皮肤才会显得红润，面部有光泽；只有肉实，肌肉才能发达，体形才会健美。对于女性来说，追求艳丽的面容和窈窕的身材是天性。而爱美的前提是养护气血。

养护气血的食物有很多，这里就为大家介绍一下其中的佼佼者——乌骨鸡。乌骨鸡又称乌鸡、武山鸡，是一种杂食家养鸡。它源于我国江西省吉安市泰和县武山。在那里，乌骨鸡已有超过2000年的饲养历史。它们不仅喙、眼、脚是乌黑的，而且皮肤、肌肉、骨头和大部分内脏也都是乌黑的，故名"乌骨"。从营养价值上看，乌骨鸡的营养也远远高于普通鸡，吃起来的口感也非常细嫩。至于药用和食疗作用，更是普通鸡所不能相比的，所以被人们称作"名贵食疗珍禽"。

乌骨鸡肉味甘，性平，具有补血益阴、退热除烦的功效。据《本草经疏》记载："乌骨鸡补血益阴，则虚劳寂弱可除；阴回热去，则津液自生，渴自止矣；阴平阳秘，表里固密，邪恶之气不得入，心腹和而痛自止。益阴，则冲、任、带三脉俱旺，故能除崩中带下一切虚损诸疾也。"其补血益阴、除虚退热的功效可见一斑。

乌骨鸡入血调经，专治妇女虚劳所致的腰膝酸软、月经不调、赤白带下、崩中漏下及各种由虚亏内伤引起的妇科疾病，为妇科良药。适用于虚劳骨蒸、消渴咽干、身倦食少、赢弱盗汗、五心烦热、肌肉消瘦等阴亏血少、内热郁生等症。

现代医学也表明，乌骨鸡肉含有20余种氨基酸，其中8种必需氨基酸的含量均高于其他鸡种。乌骨鸡肉中还含有丰富的维生素以及铁、铜、锌等微量元素，而且胆固醇含量较低，食用后能提高人体血红蛋白的含量，调节生理功能，增强机体免疫力，特别适合老人、儿童、产妇及久病体弱者食用。下面就为大家介绍美味的乌骨鸡汤。

材料：黑芝麻80克，枸杞子30克，乌骨鸡1只，红枣10克，生姜、食盐各适量。

制法：将黑芝麻放入锅中炒香；将乌骨鸡去毛去内脏洗净，枸杞子洗净，生姜去皮洗净切片，红枣洗净去核。在砂锅内放水烧滚，将全部材料放入，用中火煲2小时左右，加入食盐调味即可。

功效：此汤可滋养肝肾，润滑肠胃，补益气血，乌须黑发。

需要注意的是，乌骨鸡不宜与野鸡、甲鱼、鲤鱼、兔肉、虾、葱、大蒜一起食用；乌骨鸡与菊花同食容易中毒；乌骨鸡与芥末同食会上火；乌骨鸡与李子、兔肉同食会导致腹泻。

南瓜排毒素，补足女人血

常吃南瓜，可使大便通畅，肌肤丰美，尤其对女性有美容的作用。清代名臣张之洞就曾建议慈禧太后多食南瓜，慈禧太后也曾进行了尝试，的确能起到很好的作用。慈禧太后到老依然容颜红润，富有光泽，这与她常吃南瓜有很大关系。

中医认为，南瓜性温味甘，入脾、胃经，具有补中益气、消炎止痛、化痰止咳、解毒杀虫的功效。《本草纲目》说它

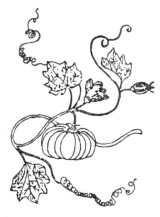

南瓜

能"补中益气"。《医林纪要》记载它能"益心敛肺",可用于气虚乏力、肋间神经痛、疟疾、痢疾、支气管哮喘、糖尿病等症,还可驱蛔虫、治烫伤、解鸦片毒。清代名医陈修园则说:"南瓜为补血之妙品。"

现代营养学研究也认为,南瓜的营养成分较全,营养价值也较高。不仅含有丰富的糖类和淀粉,更含有丰富的维生素,如胡萝卜素、维生素 B_1、维生素 B_2、维生素 C、矿物质及人体必需的 8 种氨基酸和组氨酸,可溶性纤维,叶黄素和铁、锌等微量元素,这些物质不仅对维护机体的生理功能有重要作用,其中含量较高的铁、钴还有较强的补血作用。

随着国内外专家对蔬菜的进一步研究,发现南瓜不仅营养丰富,而且长期食用还具有保健和防病治病的功能。据资料显示,南瓜自身含有的特殊营养成分可增强机体免疫力,防止血管动脉硬化,具有防癌、美容和减肥作用,在国际上已被视为特效保健蔬菜,可有效防治高血压、糖尿病及肝脏病变。

南瓜的各个时期,各个部位均可食用。嫩南瓜维生素含量丰富,老南瓜则糖类及微量元素含量较高;南瓜嫩茎叶和花含丰富的维生素和纤维素,用来做菜别有风味;南瓜子还能食用或榨油;南瓜还含有大量的亚麻仁油酸、软脂酸、硬脂酸等甘油酸,均为优质油脂,可以预防血管硬化。因此,南瓜的各个部分不仅都能食用,还都有一定的药用价值。下面就为大家介绍两款南瓜美食。

1.南瓜瘦身汤

材料:南瓜150克,高汤1杯,麦粉2汤匙,牛肉泥1汤匙,花椰菜1朵,嫩玉米2~3个。

制法:将南瓜洗净,去掉皮和子,切成小块。花椰菜和嫩玉米煮熟,切碎备用。将高汤和南瓜倒入果汁机内,搅拌均匀。将打好的南瓜汁倒入锅内,以小火煮8~10分钟,然后加入牛肉泥搅拌均匀。加入麦粉拌匀，熄火，撒上花椰菜和嫩玉米即可。

功效：此汤既营养又好喝，且能在一定程度上达到瘦身的效果。

2.双红南瓜补血汤

材料：南瓜500克，红枣10克，红糖适量，清水2000毫升。

制法：将南瓜削去表皮挖瓤，洗净，切滚刀块；红枣洗净，去核；将红枣、南瓜、红糖一起放入煲中，加水用文火熬至南瓜熟烂即可。

功效：此汤可益气、滋阴、养血、散寒。

需要注意的是，南瓜最好不与羊肉同食。糖尿病患者可把南瓜制成南瓜粉，以便长期少量食用，但患有脚气、黄疸者需要少食南瓜。

驴肉美颜，补气血益脏腑

相传，唐朝开元年间，南诏皮逻阁专备驴肉汤肴饮宴，招待唐玄宗派来的名将，他们品食佳肴后啧啧称赞。元代忽必烈征服南方后，亦曾用驴肉大宴群臣，宴罢群臣皆称赞不已。从此，驴肉开始远近闻名，成为款待宾客的上等佳肴。

驴属马科动物，驴肉肉质细嫩，有补气、补虚之功。民间有"天上龙肉，地上驴肉"的说法，以此来形容驴肉味道之美。驴肉还是理想的保健食品，用驴肉制馅的水饺，历来备受人们喜爱，其他如酱驴肉、卤驴肉也各具特色。酱驴肉色泽酱红，肉质酥烂醉香，味道鲜美可口，食后久留余香。驴肉汤不腥不燥，风味独特，鲜美无比，营养丰富，四季皆宜。

中医认为，驴肉性味甘凉，有补气养血、滋阴壮阳、安神去烦的功效。《本草纲目》中也说驴肉："补血益气，治远年劳损；煮汁空心饮，疗痔引虫。"

现代营养学认为，驴肉具有"两高两低"的特点：高蛋白，低脂肪；高氨基酸，低胆固醇。这对动脉硬化、冠心病、高血压等有着良好的保健作用。另外，驴肉还含有动物胶、骨胶原和钙等成分，能为老人、儿童、体弱者和病后调养的人提供良好的营养补充。这对气血不足的女性朋友来说也是十分合适的，尤其适宜在秋冬乍冷时节滋补、调理。气血充足了，美丽容颜自然也会出现了。

下面就为大家介绍这款驴肉美颜方的具体制作方法。

材料：驴肉500克，葱10克，姜片10克，料酒20毫升，盐、花椒、味精适量。

制法：将500克左右的驴肉洗净并在沸水锅中汆透，然后捞出切片。在烧热锅中加入少许猪油，将葱段10克、姜片10克同驴肉一起下锅，煸炒至水干；再烹入约20毫升的料酒，加入少量的盐、花椒水、味精，注入适量的水，烧煮至驴肉熟烂；最后拣去葱、姜即成。

功效：此汤具有补气血、益脏腑等功效，对气血亏虚、短气乏力、食欲不振者皆有不错疗效。

需要注意的是，驴肉适宜身体虚弱的人食用，但怀孕妇女应忌食驴肉。《日用本草》中有："驴肉，妊妇食之难产"的说法；皮肤疾病患者也忌食驴肉；平时脾胃虚寒者、有慢性肠炎者、腹泻者也忌食驴肉。

另外，驴肉不宜与猪肉同食，否则容易导致腹泻；食驴肉后也忌饮荆芥茶。

乌贼，补血益气良方

中医认为，人的头面部为"诸阳之会"，人身十二经脉中的六支阳经均上连头面，所以脸是全身气血、阳气贯注的地方，也是神气集中的部位。人的面部表情和神态是精气神表现的重要内容。所以，面部的肌肉、皮肤和五官既需要全身气血的润养，也需要脏腑精气的上达。气血养足，容颜自然如盈水般柔嫩，气血不足则面色萎黄，精神疲惫；气血瘀滞则面色晦暗，或有黑斑、黄斑等，表情呆滞。所以，补血益气是每个爱美女士的必修课之一。

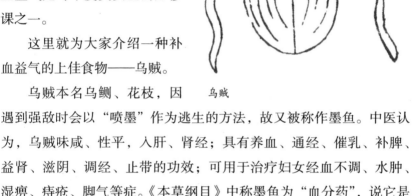

乌贼

这里就为大家介绍一种补血益气的上佳食物——乌贼。

乌贼本名乌鲗、花枝，因遇到强敌时会以"喷墨"作为逃生的方法，故又被称作墨鱼。中医认为，乌贼味咸、性平，入肝、肾经；具有养血、通经、催乳、补脾、益肾、滋阴、调经、止带的功效；可用于治疗妇女经血不调、水肿、湿痹、痔疮、脚气等症。《本草纲目》中称墨鱼为"血分药"，说它是治疗妇女贫血、血虚经闭的良药。

按我国中医的传统观念，治病可以有药疗和食疗两种，食疗即是把食品的食用功能与药用价值结合在一起，这既符合传统的医学观念，又接近现代保健食品的概念。乌贼就是将食物的食用功能与医药保健功能完美结合在一起的典范。这里我们就为大家介绍这款著名的乌贼桃仁汤。

材料：鲜乌贼鱼肉250克，桃仁20克，黄酒、酱油、白糖各适量。

制法：将乌贼鱼肉冲洗干净，切条备用；桃仁洗净，去皮备用。乌贼鱼肉放入锅中，加桃仁、清水，旺火烧沸后加黄酒、酱油、白糖，再用小火煮至烂熟即可。

功效：本方为治疗血虚经闭的代表方。方中以乌贼鱼肉为主，以桃仁为辅佐，一则养血以调经，一则活血以调经，而以养血为主，故适用于血虚兼有血滞之经闭及血虚经闭。但孕妇忌用此方。

需要注意的是，脾胃虚寒的人，有高脂血、高胆固醇血症、动脉硬化等心血管病的人，患有湿疹、荨麻疹、痛风、肾脏病、糖尿病的人都不宜食用乌贼。这是因为乌贼肉属动风发物，上述患者食用后对自身病症有害无益。

吃菠菜，补血活血，养肝明目

世间诸多本草皆有补血活血的功效，但菠菜最得世人的偏爱，成为家常菜肴。这不仅因为菠菜富含营养，也因为菠菜又叫菠棱、菠菱、角菜、波斯菜、鹦鹉菜等。唐朝初期由波斯经尼泊尔传入我国，清乾隆皇帝称其为"红嘴绿鹦哥"。

中医学认为，菠菜有养血、止血、润燥之功。《本草纲目》中记载菠菜能"通血脉，开胸膈，下气调中，止渴润燥"。民间有句俗话叫"菠菜豆腐虽贱，山珍海味不换"，说的就是菠菜非比寻常的养生功效。菠菜还可以促进胃肠和胰腺分泌消化液，提高食物的消化吸收能力，是消化吸收能力不太好的儿童的理想食品。

作为绿叶蔬菜中的佼佼者，菠菜被推崇为养颜佳品，与苹果、胡萝卜、脱脂牛奶、小鸡、麦芽油、橙子、贝类、金枪鱼和白开水，同列为"十大养颜美肤食物"。

菠菜的养颜功效主要体现在补血养血上。菠菜的补血作用与其含有丰富的胡萝卜素、维生素C有关。胡萝卜素能治夜盲症，还能调节细胞的各项功能，对各种出血症有益。维生素C是还原剂，能将体内的三价铁还原为二价铁，以便于人体吸收，对贫血有一定的治疗作用。

由于菠菜含草酸较多，有碍于机体对钙和铁的吸收，所以吃菠菜时最好先用沸水烫软，捞出来再炒。菠菜也可以与其他食材搭配食用，这里就为大家介绍一款菠菜与猪瘦肉的搭配佳肴。

材料：菠菜200克，猪瘦肉100克，黄豆芽200克，香菜末、芥菜末、酱油、麻油、醋、食盐、味精、蒜泥、辣椒油、芝麻酱各适量。

制法：将菠菜、黄豆芽择洗干净，并分别在沸水锅中焯一下，捞出用清水过凉沥水。将菠菜切成长段，猪瘦肉洗净切丝，一起放入油锅内，加油炒熟，取出。最后将菠菜、黄豆芽、熟猪肉丝码入盘中，撒上香菜末，再用芥菜末、酱油、麻油、醋、食盐、味精、蒜泥、辣椒油、芝麻酱拌匀即可。

功效：此菜可补血养血，对女性身体的滋养效果颇佳。

需要注意的是，此菜不宜和黄瓜同食，因为菠菜中的维生素C会被黄瓜中的分解酶破坏；也不宜和豆腐同食，因为菠菜中的草酸与豆腐中的钙会形成草酸钙，使钙无法被吸收。

第二节
美白护肤，天然本草养出纯净美

补足营养，肌肤才有活力

对许多女性朋友来说，拥有嫩白娇艳的容颜是她们梦寐以求的梦想，然而随着时光流逝，皮肤总是不可避免地会长斑、松弛、衰老。虽然我们不能阻止这一自然规律，但是可以用一些方法加以延缓，让美丽在我们的脸上多停留一会儿。

在皮肤衰老的进程中，有方方面面的因素，而在诸多环境因素中，营养就是其中极为重要的一环。只有为皮肤提供足量的营养，特别是一些具有抗氧化功能的营养素，才能适时地阻击自由基对皮肤的侵扰，使皮肤健康、自然，充满活力。

下面我们就为大家介绍一些对皮肤十分重要的营养素。这些营养素多包含于蔬菜水果及其他类草本植物中，在李时珍的《本草纲目》中就有不少相关记载。因为本草取自天然，多为人体所必需，所以受到越来越多人的喜爱。

1.水

在防止和推迟皮肤老化的进程中，水是至关重要的。人体缺水首先会使皮肤变得干燥、无弹性，产生皱纹，面色也会显得苍老。因此，为了美容和健康，我们提倡多喝水。

每天喝6~8杯水，对美容来说十分有益。水分在皮肤内的滋润作用不亚于油脂对皮肤的保护作用，体内有充足的水分，才能使皮肤丰腴、润滑、柔软，富有弹性和光泽。

所以，每天最好在早晨起床后先喝一杯水，这样不仅可清洁胃肠，对肾也有利。但饭后和睡前不宜多喝水，以免导致胃液稀释、夜间多尿，诱发眼睑水肿和眼袋。

2.蛋白质

蛋白质是构成人体组织的主要成分，是人体器官生长发育所必需的营养物质，人体皮肤组织中许多活性细胞的活动都离不开蛋白质。体内蛋白质长期摄入不足，不但影响机体器官的功能，降低对各种致病因子的抵抗力，而且会导致皮肤的生理功能减退，使皮肤弹性降低，失去光泽，出现皱纹。

鸡肉、兔肉、鱼类、鸡蛋、牛奶、豆类及其制品等食物中均含有营养价值丰富的优质蛋白质，经常食用，既利于体内蛋白质的补充，又利于美容护肤。

3.脂肪

脂肪是脂溶性维生素吸收不可缺少的物质，能保护人体器官，维持体温。脂肪在皮下适量贮存，可滋润皮肤和增加皮肤弹性，延缓皮肤衰老。人体皮肤的总脂肪量占人体体重总量的3%~6%。脂肪内含有多种脂肪酸，如果因脂肪摄入的不足，而致不饱和脂肪酸过少，皮肤就会变得粗糙，失去弹性。

膳食中的脂肪分为两种，一种是动物脂肪，另一种是植物脂肪。动物脂肪因含饱和脂肪酸较多，如食入过多可能导致动脉粥样硬化，加重皮脂溢出，促进皮肤老化。而植物脂肪中含较多不饱和脂肪酸，其中尤以亚油酸为佳，不但有强身健体作用，而且有很好的保养皮肤的作用，是皮肤滋润、充盈不可缺少的营养物质。

含亚油酸丰富的食物有红花油、葵花子油、大豆油、芝麻油、花生油、茶油、菜籽油，葵花子、核桃仁、松子仁、杏仁、桃仁等食物中也含有较多的亚油酸。但脂肪类食物不宜食入过多，每天不应超过30克，以免引起肥胖及心血管疾病。

4.维生素A

维生素A有维护皮肤细胞功能的作用，可使皮肤柔软细嫩，有防皱去皱的功效。缺乏维生素A，上皮细胞的功能就会减退，导致皮肤弹性下降、干燥、粗糙，失去光泽。

胡萝卜素是维生素A的前体物质，在体内可转化为维生素A，它在体内从不同环节对抗自由基对细胞的氧化损害，加强身体的抗氧化能力，减轻自由基的危害。

维生素A含量丰富的食物有动物肝脏、奶油、黄油、胡萝卜、白薯、绿叶蔬菜、栗子、番茄等。

5.B族维生素

维生素 B_1 能促进胃肠功能，增进食欲，帮助消化，消除疲劳，防止肥胖，润泽皮肤和防止皮肤老化。瘦肉、粮食、花生、葵花子、松子、榛子、紫皮蒜中富含维生素 B_1。

维生素 B_2 有保持皮肤健美，使皮肤皱纹变浅，消除皮肤斑点及防治末梢神经炎的作用。肝、肾、蛋、干酪、蘑菇中的大红蘑、松蘑、冬菇，干果中的杏仁，蔬菜中的金针菜、苜蓿菜含丰富的维生素 B_2，应经常食用。

维生素 B_3 将皮肤的表层细胞由老化阶段提升至新生阶段，促进皮肤新陈代谢。此外，维生素 B_3 还可促进真皮中的骨胶原蛋白生长，减少水分的流失，从而使皱纹减少。含维生素 B_3 的日常食物有肝脏、鱼、蛋、乳酪、小麦胚芽及肾脏等。

维生素 B_6 能促进人体脂肪代谢，滋润皮肤，被称为"美容维生素"。

6.维生素C

维生素C是很好的抗氧化剂，可有效减少自由基对皮肤的损害，有助于减少皱纹并改善皮肤结构。它还能抑制皮肤上异常色素的沉积以及酪氨酸酶的活性，并有助于将酪氨酸转化成为黑色素的中间体——巴色素的还原，从而减少黑色素的形成。

因此，应多吃含维生素C丰富的食物，如山楂、鲜枣、柠檬、橘子、猕猴桃、芒果、柚子、草莓、西红柿、白菜、苦瓜、菜花等。这些食物既能满足人体对维生素C的需要，还含有大量的水分，是人体最佳的皮肤滋润品。

7.维生素D

维生素D能促进皮肤的新陈代谢，增强人体对湿疹、疥疮的抵抗力，并有促进骨骼生长和牙齿发育的作用。服用维生素D可抑制皮肤红斑的形成，治疗牛皮癣、斑秃、皮肤结核等。体内维生素D缺乏时，皮肤很容易溃烂。

维生素D从食物中仅可少量获得，大部分是通过紫外线照射在皮肤上转化而成的。最简单的食用补充方法是服用鱼肝油制剂。但因鱼肝油是维生素A和维生素D共同组成的，服用过量可引起中毒，最好在医生指导下服用。

含维生素D的食物有各种海鱼的肝、鳕鱼、比目鱼、鲑鱼、沙丁鱼、动物肝脏、蛋类、奶类。

8.维生素E

维生素E在美容护肤方面的作用是不可忽视的。因为人体皮脂的氧化是皮肤衰老的主要原因之一，而维生素E具有抗氧化作用，从而保护皮脂和细胞膜蛋白质及皮肤中的水分。它还能促进人体细胞的再生与活力，推迟细胞的老化过程。

因此，为维护皮肤的健美及延缓衰老，应多吃富含维生素E的食物，如葵花子油、芝麻油、蛋黄、核桃、葵花子、花生、芝麻、莴笋叶、柑橘皮、瘦肉、乳类等。

9.铁

铁是人体造血的重要原料，如果人体缺铁，可引起缺铁性贫血，出现颜面苍白，皮肤苍老，失眠健忘，肢体疲乏，思维能力差等现象。

含铁丰富的食物有猪肝及各种动物肝脏、菠菜、海带、芝麻酱、黑木耳等。

10.铜

人体皮肤的弹性、红润与铜的作用有关，铜和铁都是造血的重要原料。铜还是组成人体中一些金属酶的成分，组织的能量释放，神经系统磷脂的形成，骨髓组织胶原合成以及皮肤、毛发色素代谢等生理过程都离不开铜。铜和锌都与蛋白质、核酸的代谢有关，能使皮肤细腻、头发黑亮，使人焕发青春，保持健美。

含铜丰富的食物有动物内脏、虾、蟹、贝类、瘦肉、乳类、大豆及坚果等。

11.硒

硒在人体主要分布于肝、肾，其次是心脏、肌肉、胰、肺、生殖腺等。头发中的硒量常可反映体内硒的营养状况。硒不仅能使头发富有光泽和弹性，使眼睛明亮有神，还可以维护人体健康，是防治某些疾病不可缺少的元素，而且是一种很强的氧化剂，对细胞有保护作用，对一些化学致癌物有抵抗作用。

含硒丰富的食物有小麦、小麦胚粉、小米、玉米、红薯干、西瓜子、鱼类、蛋类、豆荚类等。

常食草莓，肌肤平滑少色斑

吃什么水果对肌肤有好处？不少人会回答：草莓。

草莓是很常见的水果，因其色彩鲜艳，果肉多汁，酸甜适口，芳香宜人，且营养丰富，所以有"水果皇后"的美誉。在法国，草莓由于形状酷似心脏，又晶亮血红，所以被称作"相思果"。

草莓的药用价值也是不容忽视的。李时珍在《本草纲目》中对草莓的药性就有明确的记载，说它性味甘酸、凉。能润肺生津、健脾和胃、补血益气、凉血解毒，可辅助治疗动脉硬化、高血压、冠心病、维生素C缺乏症、结肠癌等疾病。有清暑、解热、生津止渴、消炎、止痛、润肺、助消化等功效。

现代医学也证明，草莓有降血压、抗衰老的作用。据测定，草莓所含的维生素C是梨的9倍、苹果的7倍。草莓的营养成分容易被人体消化、吸收，多吃也不会受凉或上火，是老少皆宜的健康食品。

另外，草莓中含的胡萝卜素是合成维生素A的重要物质，具有明目养肝的作用；草莓是鞣酸含量丰富的水果，鞣酸可吸附和阻止人体内致癌化学物质被吸收，具有防癌作用；草莓还含有丰富的果胶和不溶性纤维，可以帮助消化，通畅大便；草莓对胃肠道和贫血均有一定的滋补调理作用。

对女性朋友来说，草莓的美肤效果十分让人动心。草莓中的多种果酸、维生素及矿物质等可增加皮肤弹性，具有增白和滋润保湿的功效。女性常吃草莓，对皮肤、头发都有保健作用。吃草莓还可以减肥，因为草莓中含有一种叫天冬氨酸的物质，可以自然平缓地除去体内的"矿渣"。

　　草莓比较适合油性皮肤的人，它具有去油、洁肤的作用，人们可将草莓榨汁作为美容品敷面。现在的很多清洁和营养面膜中也加入了草莓的成分，经常使用草莓美容，可令皮肤清新、平滑，避免色素沉着。入睡前饮一杯草莓汁还能松弛神经，缓解失眠。下面就为大家介绍两款草莓美食。

1.草莓汤圆

　　材料：草莓12个，红米10克，红枣6枚，糯米粉150克，蜂蜜适量。

　　制法：将红枣用水浸泡后洗净，去核；草莓洗净，摘去蒂；红米拣去杂质，用水浸泡后淘洗；糯米粉用水调匀，做成汤圆。将汤圆煮熟，放入凉开水中过凉，捞出控水，放汤碗内。锅中放入适量清水，放入红米、红枣，旺火烧沸，去浮沫，改用小火煮30分钟，加草莓、蜂蜜烧沸搅匀，均匀地浇在汤圆上即可。

　　功效：此品可通便减肥、去油润肤。

2.草莓酒

　　材料：草莓250克，米酒适量。

　　制法：先把草莓洗净并捣烂，用干净纱布过滤汁液，然后把草莓汁和米酒一起放入酒瓶中，密封浸泡一天即可。

　　功效：此酒可补益气血、养护肌肤。

　　需要注意的是，不要买畸形的草莓。正常生长的草莓外观呈心形，但有些草莓色鲜个大，颗粒上有畸形凸起，咬开后中间有空心。这种畸形莓往往是在生长过程中滥用激素造成的，长期大量食用这样的果实，有可能损害人体健康。特别是孕妇和儿童，不能食用畸形莓。

　　另外，痰湿内盛、肠滑便泻者、尿路结石病人不宜多食草莓。

花粉美容，天然健康第一选

花粉在欧洲被称为"完全营养性食品"，在日本也有"黄金般食品"的美誉，是一种受到世界各国普遍重视的天然补品。其实，我国才是世界上最早发现和研究花粉功效的国家。

《神农本草经》中把香蒲花粉列为上品，并认为它"甘平无毒，久服轻身，益气力延年"。李时珍在《本草纲目》中也说："今人收松黄，和白砂糖印为糕饼，充果饼，食之甚佳。"可见，花粉作为营养性食物，在我国已由来已久。

现代科学研究表明，花粉中含有8%~40%的蛋白质，还有丰富的B族维生素、维生素C、叶酸、泛酸等15种维生素，尤其是水溶性的B族维生素、维生素C和肌醇，比蜂蜜的含量高100倍；还含有钙、磷、铁、铜、钾、锌等14种人体不可缺少的矿物质和50种以上的酶、辅酶及活性物质。因此，经常服用花粉，可以增强体力和精神，还可以降低胆固醇，防治脑血管硬化和高血压，并能调节新陈代谢，治疗神经衰弱、胃肠功能紊乱、肝炎、老年性慢性支气管炎、中风后遗症、贫血等疾病，对延年益寿，帮助儿童生长发育、提高人体的免疫功能、增强机体对疾病的抵抗力均有显著效果。

除了营养价值，花粉还有很高的美容价值。有人称花粉是"上帝赐给人类的无价之宝"和"天然的美容师"。花粉用于美容，主要是抑制老年斑等色素沉着，改善皮肤细胞功能，防止和减少面部皱纹，保持容颜红润，维持皮肤细腻有弹性和防止肥胖等。由于花粉含有较多美肤所需的维生素：维生素A对促进上皮细胞代谢和保持上皮组织健康具有特殊生理作用；B族维生素可增强皮肤的新陈代谢；维生素C可增强皮肤弹性和生肌胶原的合成；维生素E可防止皮肤衰老和避免过早出现皱纹。所以，经常服用花粉和花粉食品，能使人体新陈代谢增强，皮肤滋润、细腻、皱纹推迟，雀斑、蝴蝶斑、老年斑等脱落或消退，使人容光焕发，显得年轻和漂亮。

花粉可分为三种类型，一种是天然花粉，即蜂蜜采集的蜜源花粉；另外两种是"蜂粮"和人工花粉。目前市面上的花粉食品和花粉滋补营养药品，一般是采用蜜蜂采集的花粉。花粉可以内服，也能外用，两者都能美容养颜。这里就为大家介绍一种花粉美肤的妙用。

材料：花粉（菊花、松花、粟米花、稞麦花等均可）5克，鸡蛋清1个，柠檬汁20毫升，鲜奶20毫升。

制法：取花粉1匙（约5克），干性皮肤的人用鸡蛋清混合；油性皮肤的人用柠檬汁混合；其他类型皮肤的人用牛奶混合，调匀即成。调好后敷在脸部（以敷在皮肤上不流下为度），20~30分钟后用清水洗去。也可以用花粉5克加食盐2克，溶于温水中，每天清晨和晚上用以洗脸，边洗边用手从面部中间向两边轻揉，并轻轻拍打面部。

从科学养颜的角度说，花粉富含多种氨基酸、蛋白质、维生素以及生物活性物质，故此法既营养皮肤，又能祛除各种色素斑点，一举两得。

需要注意的是，有乳腺疾病的慎用花粉，因为服用花粉会补充雌激素，雌激素水平升高，乳腺病会加重。另外，有些人对花粉过敏，大家要分清自己的体质再决定是否用花粉美肤养颜。

当归，健康肌肤的"有情药"

民间有一则谜语："五月底，六月初，佳人买纸糊窗户，丈夫出门三年整，寄来书信一字无。"谜底分别是四种中药：半夏、防风、当归、白芷。其中"丈夫出门三年整"一句，打的就是当归，寓意丈夫出门已三年，应当赶快归来。当归寄托了思念和盼归的情思，所以说它被称为"有情之药"。传说三国时期蜀国大将姜维的母亲思念儿子，便给姜维寄去当归，以示盼子速归的急切心情。

关于当归的名称由来也很"有情"，李时珍在《本草纲目》中写道："古人娶妻为嗣续也，当归调血，为女人要药，有思夫之意、故有'当归'之名。"

民间有很多关于当归的药膳方和小偏方。而了解当归功效的人都知道，当归是妇科良药。这主要是因为当归甘温质润，有调血养血活血之功效，最宜用于妇女月经不调。著名的当归补血汤，就是由当归和黄芪组成。如果再加入党参、红枣，补养气血的功效更强。而中医里由当归与熟地、川芎、白芍配伍而成的著名的四物汤，就是妇科调经的基本方。

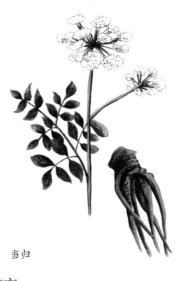

当归

除了补血，现代研究又挖掘出当归的许多新用途。近年来，一些医学家对唐代孙思邈著的《千金翼方》中抗老消斑、美容健肤的"妇人面药"进行了科学验证，从中筛选出使用频率最高的药物——当归。结果表明，当归的水溶液抑制酪氨酸酶活性的功能很强，而酪氨酸酶正是产生导致雀斑、黑斑、老人斑的黑色素的源泉，其活性越高，老年斑就越早出现，数量也就越多。所以，当归能有效抑制黑色素的形成，对治疗黄褐斑、雀斑等色素性皮肤病收效良好，具有抗衰老和美容的作用，有助于使人青春常驻。

另外，当归还能促进头发生长，用当归制成的护发素、洗发水，能使头发柔软发亮，易于梳理。总之，经无数爱美人士试验证明，用当归美容，是最安全的美容方式之一。

下面就为大家介绍一款简便实用的当归美容液。

材料：当归50克，水适量。

制法：用50克当归加适量的水煎煮，最后煎出1000毫升的液体，过滤后即成。洗净面部后，以脱脂棉蘸少许当归液，在面部色素沉着的地方不断涂擦，使皮肤吸收当归液中的有效成分。

功效：可治疗黄褐斑、雀斑。

不过，当归虽好，并不是人人都适宜使用的。因为当归是温热性的中药，所以并不适宜一些体质偏热的人。另外，即便是适用当归的人也要注意以下几个问题：当归有活血的作用，月经量多的人在经期千万不可服用；当归能增加皮肤对阳光的敏感度，吃完后不能立即晒太阳，所以当归最好晚上吃；当归会使子宫收缩，所以孕妇不能服用。

薏苡仁面膜，护肤淡斑效果好

与众多昂贵且稀有的中药材相比，薏苡仁显得很常见和价廉，然而有首民谣这样唱道："薏苡仁胜过灵芝草，药用营养价值高，常吃可以延年益寿，返老还童立功劳。"在世界范围内，薏苡仁也被誉为"世界禾本科植物之王"，欧洲人更是把它称为"生命健康之禾"。这又体现了它在"药用"和"美容"领域不平凡的地位。

作为常用的中药，薏苡仁性味甘淡微寒，有利水消肿、健脾去湿、舒筋除痹、清热排脓等功效，《本草纲目》中就记载薏苡仁能

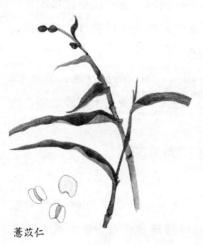

薏苡仁

"健脾益胃，补肺清热，祛风胜湿。炊饭食，治冷气。煎饮，利小便热淋"。适宜各种关节炎、急慢性肾炎水肿、癌性腹水、面浮肢肿、脚气病水肿、疣赘、青年性扁平疣、寻常性赘疣、传染性软疣、青年粉刺疙瘩以及其他皮肤粗糙营养不良者食用。

近年来，大量的科学研究和临床实践证明，薏苡仁还是一种抗癌

药物，初步鉴定，它对癌症的抑制率可达35%以上。另外，薏苡仁也是补身药用佳品。据化验分析，薏苡仁含蛋白质16.2%，脂肪4.6%，糖类79.2%。冬天用薏苡仁炖猪脚、排骨和鸡，都是一些不错的滋补食品；夏天用薏苡仁煮粥或作冷饮冰薏苡仁，又是很好的消暑健身的清补剂。

当然，薏苡仁也是一种不错的美容食品，它能够提高肌肤的新陈代谢与保湿功能，能有效阻止肌肤干燥，常食可以保持人体皮肤的光泽细腻，消除粉刺、雀斑、老年斑、妊娠斑、蝴蝶斑，对脱屑、痤疮、皲裂、皮肤粗糙等都有良好疗效。关于薏苡仁的美容功效，还有一个传说。

古代有一位富翁家的千金小姐，不知何故，皮肤没有弹性，粗糙得像海桐皮似的，经多方医治无效。年近24岁的千金小姐仍无人上门提亲，富翁心急如焚。后来听说用薏苡仁煮粥可除此疾，便命人每日早中晚均用薏苡仁煮粥，又用净薏苡仁米煎水给小姐当茶饮。半年后，小姐的皮肤就变得光滑如珠，细腻如玉，光彩照人。

传说虽有夸张的成分，但现代人用薏苡仁来美容却是很常见的。下面就为大家介绍一款蜂蜜牛奶薏苡仁面膜。

材料：150克薏苡仁，2勺蜂蜜，半杯牛奶。

制法：浸在纯净水中3个小时，最好是矿泉水，然后煮到水沸后关火，把水倒入大碗里，在水温低至大约20℃时加2勺蜂蜜半杯牛奶，搅拌后冷却，放入冰箱。每次晚上洗脸后，用这种水泡纸膜敷脸20分钟，同时用水拍拍脖子。

功效：美白皮肤，细致毛孔。

除了外敷，薏苡仁也可以食用，这里再为大家介绍一款美味的红豆薏仁粥。

材料：红豆100克，薏苡仁200克，水1000毫升，冰糖适量。

制法：将红豆和薏苡仁分别洗净泡软。将薏苡仁先放进水中煮，待水煮沸后，转小火再煮20分钟，接着加入红豆。继续煮30分钟，待红豆及薏苡仁熟透后，加入少许的冰糖调味即可。

功效：此粥可补血、消肿、靓肤。

薏苡仁虽为"养颜圣品"，但使用时还应注意以下几点：因为薏苡仁性凉，故虚寒体质不适宜长期服用，正值经期的妇女也应该避免食用。此外，薏苡仁所含的糖类黏性较高，不宜多吃，吃太多可能会不利于消化。

孕妇不宜多吃薏苡仁，薏苡仁有利尿作用，可能会引起体内钠钾离子的不平衡，水分也会排出较多，羊水量也许会减少，但并不会引起胎儿畸形，孕妇可以吃但不可以多吃。

美女爱樱桃，"美容果"名不虚传

如果你是一位女性朋友，那么你是否正在被面容的变化而烦恼？那种细腻、面色红润有光泽，略施粉黛便楚楚动人的模样是否也让你心动呢？当我们偶然照镜子，发现自己脸色灰暗、身材臃肿、脾气暴躁的时候难免心有不甘，失望伤心。其实，只要我们善加调理，多加养护，我们就可以将美丽的一面保留得更长久一点。从这点来说，常食樱桃就是一个不错的选择。

樱桃别名莺桃、含桃、荆桃等，是蔷薇科木本植物樱桃的成熟果实。它是上市最早的一种乔木果实，号称"百果第一枝"。据说黄莺特别喜好啄食这种果子，因而名为"莺桃"。其果实虽小，但如珍珠般色泽红艳光洁，味道甘甜而微酸，既可鲜食，又可腌制或作为其他菜肴食品的点缀，备受人们青睐。

《本草纲目》中记载，樱桃性热，味甘、酸，具有益脾胃、滋肝肾、祛风湿、益气涩精之功效。可治疗虚寒气冷、面色苍白、四肢不温、腹泻及遗精等症。

对女性朋友来说，樱桃最受推崇的还是它的美容功效。自古以来，樱桃就被称作"美容果"，中医称它能"滋润皮肤""令人好颜色，美态"，常吃能够让皮肤更加光滑润泽。经现代研究发现，樱桃富含减缓衰老的维生素 A；还有活化细胞、美化肌肤，令双眼有神的维生素 B_2；还有补充肌肤养分的维生素 C，堪称女性最完美的"美容圣品"。樱桃的美容功效主要是因为其含铁量非常丰富，居各种水果之首。常食樱桃可满足体内对铁元素的需求，促进血红蛋白再生，既可防治缺铁性贫血，又可增强体质，健脑益智。

下面就为大家详细介绍一下用樱桃来美容养颜的方法。

1.消斑粉

材料：樱桃、青梅各30克，猪牙皂角、紫背浮萍各30克，鹰屎白9克（鸽屎白亦可）。

制法：共研为细末，早晚用少许，水调擦面，良久，以温水洗面，约10日即可。或霜梅肉、樱桃枝、牙皂、紫背浮萍各等份。研为末，搽脸。

功效：除皱祛斑，美白嫩肤。

另外，樱桃汁外涂还可以治疗冻疮。在生冻疮的地方，用成熟的樱桃汁涂抹，同时按揉并晾干，24小时后洗去，坚持一个月，明年冬天冻疮就不会再复发了。

2.养颜樱桃羹

材料：鲜樱桃60克，龙眼20克，枸杞子20克，白糖适量。

制法：龙眼肉切块，樱桃去核，切碎块，在干净的锅中放入适量清水，倒入龙眼肉、枸杞子，旺火烧沸，去浮沫，再用小火煮30分钟，再放入樱桃，煮约15分钟，待汤汁稠浓后加入白糖和匀，即可食用。需要注意的是，此羹须用小火煮。

需要注意的是，樱桃性温热，不宜多食；特别是有溃疡症状者、上火者、虚热咳嗽者及糖尿病者一定要忌食。

一朵藏红花，减压淡斑、调节内分泌

作为女性，不管年龄几何，身份尊卑都会遇到各种女性养生难题。武则天作为中国历史上唯一的女皇帝，她在唐代政治舞台上几起几落，几乎尝尽人间冷暖，但她却仿佛完全没有受到那些钩心斗角的影响，直到晚年她仍然耳聪目明，齿发不衰，还拥有着靓丽的容颜，这简直就是一个奇迹，那么，武则天的养生秘密到底是什么呢？

据载，武则天之所以能够容颜常驻，青春不老，很大一部分原因就在于她注重日常饮食，传说武则天每日必吃的东西有"天山雪莲、银耳八宝、红色黄金、灵芝高丽参"，我们知道，灵芝和高丽参都是上等的补品，那其中的红色黄金是什么呢？没错，它就是比黄金还稀贵的"藏红花"。

藏红花产自海拔5000米以上的高寒地区，是驰名中外的藏药。其药效奇特，尤其以活血、养血闻名遐迩。据《本草纲目》记载，藏红花味甘性平，能"活血、主心气忧郁，又治惊悸"。能疏经活络、通经化瘀、散瘀开结、消肿止痛、凉血解毒，可用于治疗忧思郁结、胸膈痞闷、吐血、惊怖恍惚、妇女经闭、血滞月经不调、产后恶露不尽、瘀血作痛、麻疹、跌打损伤等症。

对那些因长期工作压力大而使得体内防御能力下降的上班族来说，食用藏红花以抵御病毒侵害是一个不错的选择。因为藏红花能促进巨噬细胞的功能，消除细胞周围的"垃圾"，增强细胞的免疫功能，提高人体抵抗力。

现代女性承受着巨大的工作和生活压力，极易造成焦虑、不安、睡眠质量降低和血液黏稠度增加，使毛细血管瘀塞、血流速度减慢、造成肌肤缺氧。严重时还会因血液瘀滞，色素沉淀，水分被挤出血管，导致肌肤因缺氧而失去自然光泽，在肌肤表面出现色素沉淀的斑点。而藏红花可最大限度地发挥其活血、耐缺氧的功效，能够明显地疏通血液微循环，让每一个细胞都得到充足的血氧、水分和营养，使体内每一个细胞充满活力，外表自然流露弹性肌肤、尽显细腻光泽。下面就为大家介绍一款藏红花中药祛斑面膜的做法。

材料：藏红花丝3克，鸡蛋1个，柠檬汁或者纯牛奶20毫升。

制法：取3克左右的藏红花捣碎，加入鸡蛋清或者柠檬汁，再放入鲜奶，一同搅拌均匀，洗干净脸部后，把调好的面膜均匀敷在脸上，20~30分钟后用清水洗去。

功效：此方中的藏红花能够帮助调节内分泌，柠檬汁中含有丰富的维生素C和维生素E成分，综合在一起能帮助抗氧化，抵御紫外线、抑制黑色素的形成，由内至外淡化色斑，对雀斑和黄褐斑特别有效。

需要注意的是，藏红花在保健方面虽然功不可没，但也要适当使用，注意以下禁忌：首先是孕妇忌服，其次是月经期间忌服，因为藏红花活血会增加血量。此外，当自身出现溃疡性疾病及出血性疾病者也需慎用。

藏在玉米中的美颜抗衰秘诀

《本草纲目》中记载，玉米具有清湿热、利肝胆、延缓衰老等功效，玉米不仅是世界上分布最广泛的粮食作物之一，而且是全世界总产量最高的粮食作物。它在生活中的应用已经远远超出了普通粮食。除了作为粮食供人食用，玉米的药用价值也不容忽视。

中医认为，玉米味甘，性平，能调中健胃、利尿。常用于治疗脾胃不健，食欲不振，饮食减少；水湿停滞，小便不利或水肿；高脂血症、冠心病等症。具体说来，从美容抗衰的角度来看，玉米的确是个不容忽视的角色。

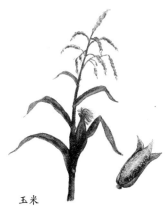

玉米

1.护肤

玉米中的烟酸在蛋白质、脂肪、糖的代谢过程中起着重要作用，能帮助我们维持神经系统、消化系统和皮肤的正常功能。因此，玉米在一定程度上能滋养我们的皮肤。

2.延缓衰老

玉米胚芽油中含有丰富的维生素E，这是一种天然的抗氧化剂，对延缓人体衰老有一定的作用，也被称为"美容油"。

玉米的做法有很多，比较常见的有鸡蛋玉米羹等，这里就为大家介绍一下它的做法。

材料：罐头玉米160克，鸡蛋2个，罐头蘑菇40克，淀粉5克，牛奶100克，净冬菇25克，料酒25毫升，鲜豌豆粒20克，精盐4克，葱、姜各1克。

制法：先将鲜豌豆放入热碱水中泡一下，捞入凉水中泡凉；炒锅烧热，加油用葱、姜、料酒煸炒；再倒入豌豆、蘑菇、冬笋，稍烩后，加水，倒入玉米、鸡蛋、牛奶和盐，开锅后加入淀粉勾芡即可。

功效：调中健胃，增强食欲。

需要提醒大家的是，玉米中的烟酸对健康非常有利，但烟酸是和其他物质结合在一起的，很难被人体吸收利用，所以在做玉米的时候应加点小苏打，这样就能使烟酸释放出来，被人体充分利用。

白芷外用，美白祛斑改善微循环

虽然古铜色是健康的象征，但是大部分东方女性还是喜欢白皙的肌肤，从古至今，人们对白皙肌肤的追求从来没有停止过。为了一张雪白粉嫩的面孔，很多女性朋友真可谓是绞尽脑汁。其实，中医里就有很多具有美白效果的中草药，白芷就是其中之一。

《本草纲目》中称白芷"长肌肤，润泽颜色，可作面脂"，是历代医家偏爱的美容药，被视为美容佳品。古代帝王、嫔妃用来驻颜美容的七白散、八白散中就有白芷的身影。

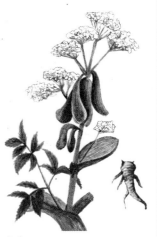

白芷

著名的美颜古方"七白膏"，最早的记载可追溯到元代的《御药院方》。据传元代时，张贵妃入宫时曾深得元帝宠爱。但后宫佳丽如云，随着时间流逝，张贵妃渐渐被冷落在了深宫，终日难见君王一面。一日，元帝游园，遥见一肤白胜雪、容颜姣好的美人，忙召至驾前仔细打量，发现竟是久未谋面的张贵妃。此时的张贵妃巧施粉黛，面光色悦，肤若凝脂，艳胜天仙。元帝瞧得目瞪口呆，遂细问缘故，张贵妃娓娓道出奥秘。原来她以七味能美白肌肤且名中带白的珍奇中草药捣碎为末，配制成丸，于瓷器中磨汁涂面，终成美白滋养、嫩面防皱的功效。元帝听后龙颜大悦，命后宫嫔妃从此均遵照此方养颜白肤。张贵妃也再次获得了元帝的宠爱，而那副美颜方则被收入《御药院方》流传后世，定名"七白膏"。这七白膏中的七白之一即是白芷。

另外，慈禧太后的驻颜秘方"玉容散"也是以白芷为主药的。由此看来，白芷对美白祛斑的确有显著的作用。

现代研究也证明，白芷富含的异欧前胡素和戊烯氧呋豆素通过抑制酪氨酸酶的合成而抑制黑色素的生成，可有效地遏制黄褐斑的产生，从而达到美白皮肤的目的。

下面就为大家介绍两款经典的中药祛痘面膜。

1.白芷绿豆面膜

材料：白芷粉、绿豆粉等适量。

制法：将绿豆粉与白芷粉混合后，再混入乳酪或蜂蜜适量，搅拌均匀后敷于面上约15分钟，清水洗净便可，第一次可连用6天，然后第2周起每周可做2~3次。

功效：绿豆有清热解毒、消暑生津、利水消肿的功效。能解药中金、石、砒霜、草木诸毒，可以帮助排出面部受到的污染；加上美肤祛斑的白芷，使得此面膜具有除湿通窍、消肿排脓、改善局部血液循环、消除色素在组织中过度堆积、促进皮肤细胞新陈代谢等功效。

2.白芷蛋黄面膜

材料：白芷6克，蛋黄1个，蜂蜜1大匙，小黄瓜汁1小匙，橄榄油3小匙。

制法：先将白芷粉末装入碗中，加入蛋黄搅均匀。再加入蜂蜜和小黄瓜汁，调匀后涂抹于脸上及眼部皮肤，约20分钟后再用清水洗干净。脸洗净后，用化妆棉蘸取橄榄油，敷于黑眼圈处，约5分钟。然后再以热毛巾覆盖在脸上，此时化妆棉不需要拿掉。等毛巾冷却后，再把毛巾和化妆棉取下，洗净脸部即可。

功效：此面膜可修复肌肤，使之重新焕发动人光彩。需要注意的是，白芷为辛、温之品，气虚血热、阴虚阳亢者禁服。

中药洗浴，洗出雪白肌肤

对于很多上班族来说，每天在外奔波辛劳，总希望回家时能舒舒服服地洗个澡，洗去一天的疲惫和劳累。其实，单纯地在温水中浸泡，虽然也可以促进血液循环，若是在泡澡的水中加入一些特定的中药，就会有意想不到的效果。这也就是我们常说的药浴。

药浴即是用药物进行沐浴，包括直接用药水浸泡，或用煮药物之热气来熏蒸。药浴是较能体现中医特色的强身治病又美容的养生方法之一。它借水对局部的刺激作用和药物的药力作用，使得肌肤腠理疏通，气血通畅，从而达到美颜悦色的目的。

现代研究认为，面部皮肤老化的主要原因是角质细胞、真皮、皮下组织缺水，从而出现角化、脱皮、皱纹等。而中医的药浴疗法所选用的人参、当归、白芷、川芎、细辛等具有美容作用的中药，在洗浴过程中既可以治疗面部损容性疾病，又可以补充皮肤的水分，利用汗腺和皮脂腺的分泌来清除已老化的表皮细胞，从而改善头面部血液循环，增强皮肤弹性，还能防止皮肤过早松弛和产生皱纹，使皮肤细腻光滑。

中医药浴的配方有很多种，因病、因人而异。用白檀、木香等药材制成香汤沐浴，具有解毒止痒、振奋精神的功效，且能产生解痉、降压、抗菌效果；用枸杞煎汤沐浴，可使肌肤光滑，防病抗衰老，还有消炎去肿的作用；用菖蒲、菊花、艾叶制汤沐浴，则有明目、醒脑、消热、解暑之效，并可预防皮肤病。

需要注意的是，药浴虽好，却并不是人人都适宜的。药浴既是一种保健方法，也是一种治疗手段。药浴疗法是以中医的基本理论为指导，以中医的整体观念为依据的。外治的作用机制与内治之理基本相同，都是根据疾病的在表在里、在腑在脏、虚实寒热、标本缓急，采用不同的药浴方法。因此，根据个人体质辨证用药，选用的中药不同，其保健、治疗的功效也不同。

洗药浴不但要有针对性，而且还要掌握用药的"火候"，如同服中药一样，药浴一旦用药或剂量掌握不准，不但会加重病情，还可能危及生命。有的中药具有一定的毒性，在泡药浴和高温熏蒸过程中，皮肤腠理完全开泄，一旦剂量掌握不好，很容易通过皮肤引起急性中毒，尤其是治疗风湿病、腰腿疼痛的中药，如胆南星、川乌、番木鳖等，毒性较大，必须经过炮制、配伍后才能安全使用。为此，洗药浴要注意以下几点：

首先，要做到因人而浴。要根据患者的病情选择不同的药浴方法和方药。病变范围小者，可采取局部洗浴；病变范围大者，可采取全身洗浴。亦可根据上病下取的方法，例如原发性高血压的头痛、头晕等，可药浴双足。辨证属血瘀者，可选用活血化瘀的洗浴方药；辨证属寒凝者，可采用温通散寒的方药。

其次，要能掌控药浴液温度。温度不能过高，以免发生烫伤，特别是老年人，或者因为某些疾病致使对温热刺激感觉迟钝者，应特别加以注意。药液温度亦不可过凉，特别是在药浴过程中，要注意保持浴液的温度。冬季药浴时，要注意保暖；夏季药浴时，要避免风吹。全身洗浴后要注意擦干身上的浴液、汗液，穿好衣服，稍加休息，然后再外出，以免感受风寒，发生感冒等疾病。

此外，还要充分了解药浴的禁忌。比如，当出现以下情形时不宜进行药浴：饥饿、过度疲劳、饱食、女性经期、头晕等现象。对于有重症心脏病、原发性高血压等疾病的患者，尤要注意选择合适的药浴方法，并密切观察，以防意外。有开放性伤口、感染性病灶、年龄过大或体质特别虚弱的人，也是绝对不适合药浴和熏蒸的。

第三节
完美曲线，本草调出好身材

控制体重是一种美丽的态度

女人的美丽与形体关系密切。在这个以"骨感"为美的时代，很多女性都会把减肥挂在嘴边，所以当我们经常听到某某说："今晚上不吃饭了，我要减肥"也就不足为奇了。不可否认的是，对中年女性来说，体重增加不仅会使人体形变差，也会给人一种衰老的感觉，而身材苗条的，看起来总是年轻一点。当然，大多数女性也认识到了这一点，所以，控制体重已经成为她们生活中的习惯，更成为她们审视自己是否美丽的一种态度。

控制体重的方法有很多种，你可以不断尝试，选出适合自己的。但一般来说以下三点是必须要注意的：

首先要长期控制食量。一般来说，你的食量应掌握在七八分饱，不能到十分饱，更不能有撑的感觉。传统中医养生也讲究"食不过饱"。坚持控制食量是件比较困难的事情，最忌在坚持一两天或一段时间后，大吃一顿，这样不仅不能达到控制体重的目的，还会损害身体的健康。人的胃是有伸缩功能的，如果能把控制食量长期坚持下来，胃的伸缩就会处于相应的平衡状态下，人就不会有太多的饥饿感，控制体重就会成为身体能够适应的良性循环。

其次是要避免高脂肪和过油的食品。日常饮食提供给身体的脂肪量一般是足够的，不需要再额外补充脂肪。过多地摄取脂肪会造成身体脂肪堆积，严重影响身体健康和形体美。过油的食品不仅会使人长胖，还会加速皮肤的衰老。女人要美丽，就要避免吃这些食品。

另外，最好不要吃甜食。其实在我们的日常饮食中，糖分的摄取已经很充足了。在节日的时候稍微吃些就可以了，平时最好不要吃过多的甜食。甜食对增加体重有大大的作用，想要控制体重，最好远离甜食。

饮食是控制体重最为重要的一个方面，另外一个方面就是运动。选择一项适合你的运动，并且长期坚持下去，对控制体重也是非常有帮助的，而且还会让你更健康、更有活力。体重控制好了，对于女人来说绝对是一件有百利而无一害的事情，会让女人更长久地保持美丽的形体和年轻的心态。

需要特别注意的是，饮食控制体重时一定要注意营养的搭配和均衡，否则以牺牲健康为代价，就得不偿失了。下面我们就为大家详细介绍一些可以减肥降脂、塑身修体的本草，让我们吃出苗条和健康。

芦笋：想胖都胖不起来的佳品

近些年来，芦笋越来越受到人们的青睐，是名副其实的"餐桌公主"。新鲜的绿芦笋，青翠欲滴，仿佛一位个子高挑、清新脱俗的"青衣公主"；细致白嫩的芦笋则像是一位气质不俗、柔美俏丽的"白衣公主"；紫芦笋更像是一位高贵不俗、端庄大方的大家闺秀。芦笋在世界范围内早就享有盛誉，有"蔬菜之王"的美称。美国人就比较喜欢吃绿芦笋，而欧洲人相对更钟爱白芦笋。到了法国巴黎，如果不吃上一顿地道的白芦笋大餐，将是一件非常遗憾的事。

芦笋原名叫作石刁柏，但因其供食用的嫩茎，形似芦苇的嫩芽和竹笋，所以很多人便习惯将它称为芦笋。芦笋的枝叶呈须状，所以北京人称其为"龙须菜""猪尾巴""蚂蚁杆"等；东北人则称之为"药鸡豆子"；甘肃人称之为"假天麻""假天门冬"等。

芦笋的营养价值很高，其供食用的嫩茎中含有丰富的蛋白质、维生素、矿物质和人体所需的微量元素等。另外，芦笋中特有的天门冬酰胺以及多种甾体皂苷物质，对心血管病、水肿、膀胱炎、白血病均有不错的疗效，也有一定的抗癌效果。因此，长期食用芦笋对身体健康十分有益。

对女性朋友来说，芦笋最吸引人的地方还在于它的美容塑体功效。我们知道，女人要想拥有光泽而富有弹性的肌肤和婀娜多姿的身材，就必须要注意平日的饮食，既要补充足够的营养，也要补气血、养容颜、塑形体。此时，芦笋就是一个很好的选择。

其实，芦笋的养生价值早在明代就已经被人们所了解。李时珍在《本草纲目》中也提及了芦笋的养生保健作用。芦笋的营养价值很高，它富含的各种营养成分能很好地滋补我们的身体，同时还能美容养颜、塑身修体。有句话叫作"胖从口中来"，很多人以为吃得少就可以达到减肥目的。但事实上有很多人都抵抗不了饥饿的折磨，而且对身体健康来说，这也是不可取的一种减肥方式。其实，我们只要长期选择低热量食物就可以达到一定的减肥效果。芦笋中富含的维生素A和维生素C，热量很低，可以当作零食充饥，既健康又不必担心变胖，常食即可达到减肥的效果。另外，芦笋中还富含粗纤维，能够润肠通便、排毒养颜，这些都使得芦笋的塑体功效愈发出众。下面就为大家介绍一款颇受女性朋友青睐的芦笋瘦身汁。

材料：芦笋100克，柠檬2颗，蜂蜜一汤匙，苹果醋（无糖）一汤匙，清水2500毫升。

制法：将芦笋加两大碗水煮到变黄变烂，剩大约一碗的芦笋水，再经过稀释，加入蜂蜜和苹果醋，再把柠檬汁滴进去，最后加进2500毫升的清水。做好之后，最好在一天之内把它喝光（在饭前喝为宜）。

功效：此汁有除水肿、消脂的作用，不仅可以减肥，还可以滋润皮肤，一举两得。需要注意的是，芦笋中含有少量的嘌呤，因此痛风病人不宜多食。

山楂，去脂静悄悄

脂肪，是一个让诸多肥胖人士感到头痛的名词。现在，市场上充斥着很多去脂产品，但都颇有争议。从自然、传统、温和作用的角度来看，山楂是最佳的减肥去脂食品。

山楂果是蔷薇科落叶灌木或小乔木植物的果实，有很高的营养和医疗价值，是我国特有的药果兼用树种。也许，很多人对山楂的了解还局限在酸甜口感和促进消化这两个简单的认知上，而对其药用养生价值所知甚少。

山楂本是北方的特产，北京的冰糖葫芦大家都知道，晶莹的糖膜里映出红宝石一样的鲜果，加上葫芦状的图案造型，吃起来酸酸甜甜，真可说是可看、可玩、可吃、可药了。说到冰糖葫芦的由来，还有这样一段故事：

传说，南宋绍熙年间，宋光宗最宠爱的妃子病了，身体衰弱，面黄肌瘦，不思饮食，御医用了许多名贵药材都不见效。于是，宋光宗张榜招医。一位江湖郎中揭榜进宫，为贵妃诊脉后说："只要将山楂与红糖煎熬，每顿饭前吃五至十枚，半月后病准能见好。"贵妃按此法食用后，果然不久病就痊愈了。后来，这种酸脆香甜的蘸糖山楂传入民间，就成为冰糖葫芦。如今，冰糖葫芦已不只在北方才有，全国各地都已盛行，成为儿童十分喜爱的小吃了。

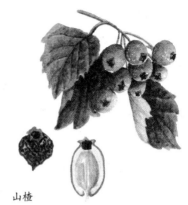

山楂

中医认为，山楂果性微温，味酸甘，入脾、胃、肝经，有消食健胃、活血化瘀、收敛止痢等功能，对肉积痰饮、痞满吞酸、泻痢肠风、腰痛疝气、产后儿枕痛、恶露不尽、小儿乳食停滞等均有一定疗效。不仅可以作为儿童消食化积的要药，还可以用来防治心血管疾病和妇科病，近年来常用于降血脂。

对渴望拥有苗条身材的女性朋友来说，山楂健脾胃、助消化的功能正合她们的意。山楂可刮掉肠胃中的油水，能够消脂清肝利口，历来被中医用来治疗单纯性肥胖。到了夏天，偶尔吃上几个酸酸甜甜的山楂果，既解馋又瘦身，何乐而不为？

当然，山楂除了做成冰糖葫芦外，还有很多食用方法，下面就为大家介绍两款山楂美食。

1.山楂汤

材料：山楂500克，白糖100克。

制法：将山楂洗净，去蒂、子，用水煮，山楂烂熟放入白糖即可，饮其汤。

功效：此汤酸酸甜甜，在夏天服用，既能开胃又能减肥，是爱美女性的好选择。

2.山楂糖梨丝

材料：鲜山楂200克，梨500克，白糖适量。

制法：将山楂洗净，去核，切成片；梨洗净，去核去皮，切成丝；在锅中放入白糖，加入适量的清水，熬至白糖起丝；再加入山楂片与梨丝，一起炒到糖汁渗透即可。

功效：梨含有丰富的维生素和果酸等，具有润肺止咳、健脾生津的功效，而山楂中富含胡萝卜素、维生素C、钙等营养元素，具有活血化瘀、解毒等功效。经常食用这款山楂糖梨丝，可以美颜润肤，延缓衰老。

当然，山楂虽好，也有不少食用禁忌，希望大家多加注意。春季不宜多吃山楂。因为山楂味酸，入肝，肝气旺会伤及脾胃，过多食用还会造成消化性溃疡。血脂过低的人不宜食用山楂，因为山楂具有降血脂的作用。此外，儿童、糖尿病患者、孕妇均忌用山楂，尤其是孕妇。

另外，我们在超市里或者街边小吃店中看到的名种山楂制品是以山楂为原料制成的食品，虽有开胃的效果，但许多生产商为了使山楂加工产品的食用更为方便、可口，便加入各种添加剂，所以建议大家食用天然、未经加工的山楂。

桂皮，助你留住苗条身材

桂皮与身材，这两个看起来没有丝毫关联的词语放在一起，不免让人质疑。事实上，桂皮除了是最早被人类使用的香料之一，也是具有美容瘦身功效的草本精华物品。

西方的《圣经》和古埃及文献中也都曾提及肉桂，而在我国，公元前2800年的史料中就曾提到桂皮，桂皮因含有挥发油而香气馥郁，可使肉类菜肴祛腥解腻，进而令人食欲大增，是作为与生姜齐名的肉类调味佳品。

除了用来调味，桂皮的药用价值也不容忽视。中医认为，桂皮性热，归经脾、胃、肝、肾经，具有暖胃祛寒、活血舒筋、通脉止痛和止泻的功能。《本草纲目》中则记载它能"治寒痹，风喑，阴盛失血，泻痢，惊癎治阳虚失血，内托痈疽痘疮，能引血化汗化脓，解蛇蝮毒。"现在一般将其药用价值概括为以下三点：温肾壮阳、温中祛寒、温经止痛。

现代医学还开发出了桂皮的减肥塑身功能。研究表明，桂皮可有效降低血糖浓度，帮助塑身。桂皮中的有效成分是羟甲基查耳酮聚合物，这种成分的作用类似胰岛素，可以使体内的血糖浓度和胆固醇含量降低，帮助保持苗条体形。

桂皮分桶桂、厚肉桂、薄肉桂三种。桶桂为嫩桂树的皮，质细、清洁、甜香、味正、呈土黄色，质量最好，可切碎做炒菜调味品；厚肉桂皮粗糙，味厚，皮色呈紫红，炖肉用最佳；薄肉桂外皮微细，肉纹细、味薄、香味少，表皮发灰色，里皮红黄色，用途与厚肉桂相同。大家可根据自己的需要进行选择。这里为大家介绍一款滋阴养颜的黄芪桂皮鲈鱼汤。

材料：鲈鱼150克，桂皮6克，当归12克，黄芪60克，姜6克，植物油30克，盐3克。

制法：将鲈鱼去鳞、鳃、内脏，洗净，切成块；锅里放油，烧热后，放入鲈鱼块，稍煎，盛出，备用；将当归、姜、黄芪、桂皮洗净，姜切成块；把鲈鱼块、当归、桂皮、黄芪、姜块一齐放入瓦煲内，加水适量，大火煮沸后转小火煮2小时，加盐调味即可。

功效：鲈鱼能够补肝肾、益脾胃、化痰止咳，有养血补气、滋阴养颜的功效，加桂皮熬汤，风味更佳，适合年轻女性食用。除了做调料，桂皮还可以研为粉末冲服。每天早餐前30分钟及睡前，用两勺蜂蜜，一勺肉桂粉冲开水一杯喝下，定期服用可以防止身体里的脂肪堆积起来。

需要注意的是，桂皮性热，适合天凉时节食用，夏季忌食桂皮。而且桂皮性热活

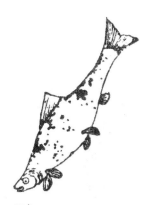

鲈鱼

血，易损胎气，所以孕妇一定要慎食。女性食用桂皮，一旦有月经过多、盆腔炎、咽疼及其他热病的情况，那就立即停止食用。

木瓜丰胸，让你成为魅力焦点

现在的女性越来越注重对自己身材的保养，尤其是胸部，谁不想做一个丰满女人呢？市面上的丰胸产品很多，外涂、内服的都有，但这些产品中大多含有激素，对人体容易产生不良反应。所以，还是以食补的方式丰胸更为安全可靠，既享受美食，又在不经意间达到丰胸的目的，一举两得，何乐而不为呢！

一说起丰胸食物，想必大家首先想到的就是木瓜。木瓜，学名番木瓜，又名万寿果，为岭南四大名果之一。它的果肉厚实、香气浓郁、香甜可口、营养丰富，有"百益之果"和"万青瓜"之雅称。

中医认为，木瓜性温、味酸，有平肝和胃、舒筋活血的作用。《本草纲目》中就记载"木瓜性温味酸，平肝和胃，舒筋络"。现代医学研究也表明，木瓜中的木瓜蛋白酶能消化蛋白质，有利于人体对食物进行消化和吸收，减少胃肠的工作量。

除此之外，对女性朋友来说，木瓜的种种美容塑身功效才是真正令人难以抗拒的。下面我们就详细地介绍一下木瓜的诸多美容塑体功效，看一看它为何被称为"第一丰胸佳果"。

1.丰胸

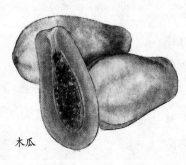
木瓜

这是木瓜最吸引女性朋友的地方。木瓜中丰富的木瓜酶对乳腺发育很有助益。而木瓜酵素中含丰富的丰胸激素及维生素A，能刺激女性激素分泌，并刺激卵巢分泌雌激素，使乳腺畅通，达到丰胸的目的。

2.瘦身

木瓜含木瓜酵素，它不仅可以分解蛋白质、糖类，更可分解脂肪，祛除赘肉，促进新陈代谢，及时把多余脂肪排出体外。

3.美肤

木瓜中维生素C的含量是苹果的48倍。加上木瓜酶可帮助消化，能够尽快排出体内毒素，对于由内到外清爽肌肤很有效果。同时，木瓜所含的木瓜酵素还能促进肌肤代谢，帮助溶解毛孔中堆积的皮脂及老化角质，让肌肤显得更明亮、更清新。

需要提醒大家的是，日常木瓜有两种，一种是番木瓜，供食用；另一种是宣木瓜，供药用，不宜生食。番木瓜的食用方法多种多样，把木瓜内的籽去掉，倒入牛奶，放入微波炉内高火加热2~3分钟就成了木瓜牛奶盅，是很适合女性朋友丰胸美体的食法。

下面再为大家推荐一款美体塑身的番木瓜粥。

材料：番木瓜50克，大米100克，白糖适量。

制法：将木瓜洗净，切细备用。大米淘净，放入锅中，加清水适量煮粥，待熟时调入木瓜、白糖，再煮一二沸成，每日1剂，连续3~5天。

功效：此粥可美体丰胸、利湿消肿。

另外，青木瓜的丰胸美体效果要比熟木瓜好得多，这里再为大家介绍一款青木瓜猪脚汤。

材料：猪脚骨高汤4杯，青木瓜1个，黄豆100克，盐1小匙。

制法：将青木瓜去皮及籽，洗净、切块；黄豆泡水约3小时，洗净、沥干。然后在锅中倒入猪脚骨高汤煮滚，放入黄豆煮至八分熟，加入青木瓜煮至熟烂，加入调料调味即可。

功效：此汤可丰胸养颜、助消化。

最后要提醒大家的是，食用木瓜也有禁忌。因木瓜含有机酸较多，胃酸过多者不宜服用；小便不利或小便短赤涩痛者也不宜服用；精血虚而真阴不足者亦不宜服用；有蛀牙和锯齿的人也不宜多食木瓜。

橄榄油，促消化塑身减肥

油橄榄原产于地中海沿岸诸国，其栽培历史已有数千年之久。在罗马人的沐浴文化中，橄榄油是健康和美容仪式的一部分，他们先用橄榄油按摩，再用一种弯曲的骨制刮刀刮掉。古希伯来人认为国王必须涂上闪亮的橄榄油，才能算得上名副其实的真命天子。橄榄油的用途广泛，可供食用，也可用作医药工业的原料。橄榄油营养丰富，有很好的保健作用，被公认为绿色保健植物油，是迄今人类所发现的油脂中最适合人体营养需求的，有"液体黄金""植物油皇后"和"地中海甘露"的美称。《本草纲目》中也记载橄榄油有美容瘦身的功效。国外有句话叫："橄榄油的历史就是美女的历史。"橄榄油用于护肤的历史已有数千年。据载，历史上的绝世美女埃及艳后，除天生丽质外，使她美上加美的就是橄榄油。每天早晨她总是很细致地把橄榄油擦遍全身，细嫩光滑的皮肤，乌黑发亮的头发，是她迷人的重要原因。在西欧古画和埃及金字塔壁画中，各种美女出现的场面，都有一个共同之处，就是美女的身旁总有个小心翼翼地捧着陶罐的侍女，而那罐内盛的就是神秘的橄榄油。

原来，橄榄油中含有丰富的不饱和脂肪酸以及维生素 E，可以被皮肤吸收，从而滋润皮肤，使皮肤富有光泽，变得细腻而富有弹性，减少皱纹的产生，缓和肌肤晒伤。橄榄油还有很好的渗透性，含极高的维生素和矿物质，能加速治疗皮肤损伤和湿疹，使皮肤保持光洁。

除了美容，橄榄油还有很好的促消化、塑身减肥的效果。橄榄油中含有高质不饱和脂肪酸、丰富的维生素A、维生素D、维生素E、维生素K和胡萝卜素等脂溶性维生素及抗氧化物等多种成分，并且不含胆固醇，易于被人体吸收，它不仅可以帮助消化，还能预防便秘，促进血液循环和新陈代谢，从而有助于女性减肥。

下面就为大家介绍一款橄榄油猪排。

材料：猪排200克，香葱、西芹叶、胡萝卜各10克，橄榄油20克，陈酒、鸡精、盐、葱、姜、蒜各适量。

制法：将猪排放入陈酒中腌渍片刻；葱、姜、蒜均洗净，切成末备用；胡萝卜洗净，雕成花。锅中放橄榄油烧热，入香葱煸香捞出，入葱末、姜末、蒜末，然后放入猪排，煎炸，最后放盐和鸡精。出锅前淋少许橄榄油，装盘。在盘边点缀西芹叶和胡萝卜花即可。

功效：适量食用有助于减肥。

需要提醒的是，现在市面上橄榄油的质量参差不齐。色泽深的橄榄油酸值高、品质较差。有陈腐味、霉潮味、泥腥味、酒酸味、金属味、哈喇味等异味的质量较差，大家选购时需要多加注意。

苹果，修长身材如此练成

塑身美体离不开减肥，但一提到减肥，人们都会担心饿肚子的问题，挨饿的滋味可不好受，许多立志减肥的女性就是因为忍受不了饥饿半途而废。可是，减肥真的需要这么痛苦吗？不妨来试试苹果减肥法吧，它的好处就是不必挨饿。无论你吃多少，都不会摄取比日常更多的热量，最后体重自然就减轻了。

苹果，古称柰，又叫滔婆，酸甜可口，营养丰富，是老幼皆宜的水果之一。它的营养价值和医疗价值都很高，每天吃一个苹果，对身体极有好处，所以苹果又常被称为"幸福果"。

《本草纲目》中记载苹果性凉，味甘，微酸，具有润肺健脾益胃、生津止渴、清热除烦、助消化、止泄泻、顺气醒酒等功效。现代医学则表明，常吃苹果可以摄入较多的钾盐，能促进体内钠盐的排出，可以起到降低血压、降低胆固醇、防止动脉硬化和心脏病的作用；苹果中所含的硼元素还能防止或减少钙与镁的丢失，可促进骨骼健康和防治骨质疏松症。

此外，苹果中富含多种美颜元素，是很好的天然美容保养品。很多模特每天都会吃苹果来帮助保持苗条身材，于是苹果也就有了"名模情人"的美誉。苹果瘦身美体的主要成分就是它富含的果胶，果胶是一种水溶性的食物纤维，可以让人产生饱腹感。同时，它还具有清理肠道的作用，人们可以通过吃苹果来达到排毒养颜、协助瘦身的效果。

这里就为大家介绍一款美体修身的苹果菠菜汁。

材料：苹果1个，菠菜200克，牛奶适量。

制法：将苹果洗净削皮去核，切成片。菠菜去杂洗净，然后切成小段。把苹果片、菠菜段一起放入果汁机中榨汁，取出浆汁加入适量的牛奶调匀即可。

功效：此汁可强身养血、美体塑身。

需要注意的是，脾胃虚寒者忌食生冷苹果（可蒸熟食之）；糖尿病患者可适量选食含糖分较低的青苹果，其他苹果则当少食或不食，如果要食用，必须相应地减少主食分量。

另外，白细胞减少症的病人、前列腺肥大的病人均不易生吃苹果，以免使症状加重或影响治疗效果。

学塑身妙法，做"蕨"代佳人

减肥一直是现代女性最关心的话题之一，"爱美之心，人皆有之"，这本无可厚非，但不少人为了减肥而盲目节食，最后弄得身心疲惫、体力不支，严重的还患上了厌食症，实在是得不偿失。

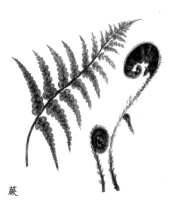

蕨

其实，女性减肥不仅为了追求美，还为了追求健康。真正切实有效的减肥方法并不是节食，而是改变不合理的饮食习惯。许多人在进正餐时吃得不多，但是饭后却零食不断。殊不知，很多零食中都含有大量的糖和脂肪，尤其是蔗糖、葡萄糖等被人体摄入后，不仅很容易被消化吸收，还能促进转化合成脂肪，使脂肪堆积在体内。所以，零食是减肥过程中应该禁食的。

与不吃零食相对的是多吃素食，这也是减肥中最见成效的方法。多吃蔬菜不但可以满足身体每日所需营养，还能达到减肥健身的目的，一举两得。素食中的佼佼者首推蕨菜。

蕨菜作为一种含高纤维的蔬菜，成为女性减肥修身的最佳选择。蕨菜，又叫拳头菜、猫爪、龙头菜等，早在三四千年前，我们的祖先就开始食用蕨菜了。《诗经·召南》中就有"陟彼南山，言采其蕨。"的诗句；《本草拾遗》中还记载：商朝末年，孤竹君之子伯夷、叔齐，在商灭后发誓不食周粟，采蕨、薇以充饥，最后都饿死在首阳中。

蕨菜营养丰富，除了含有多种蛋白质和微量元素外，还富含麦角甾醇、胆碱等营养物质，这使得它在众多的山珍野味中享有"山珍之王"的美誉。由于蕨类植物大都长于山野之中，属天然蔬菜，极少受到农药、化肥的污染，可见蕨类是一种很洁净的无公害蔬菜，很受大众的青睐。

同时，蕨菜中富含的纤维素可有效促进肠道蠕动，减少肠胃对脂肪吸收的作用，这使之成为今日爱美人士的餐桌必选之一。

蕨菜的食法多样，可鲜食，可晒成干菜，也可做成蕨根粉。蕨根粉虽说是以淀粉为主要成分，但这种淀粉中的直链淀粉含量高，消化吸收速度慢。所以，在总碳水化合物不超标的前提下，糖尿病人和减肥者可以偶尔用它替代白米饭、白面条，作为餐饮的主食。下面就为大家介绍两款蕨菜美味。

1.凉拌粉蕨

材料：蕨菜200克，水粉丝50克，糖、醋、盐、味精、香油各适量。

制法：将蕨菜择洗干净后，放入沸水中焯几分钟，再泡入凉开水中30分钟，切成长约2厘米的段。粉丝入开水中焯至柔软即可入盘备用。再将味精用开水泡化，加入糖、醋、盐、香油和匀，拌在菜上即可食用。

功效：此菜可清热解毒、美体修身。

2.蕨菜汤

材料：蕨菜100克，清汤250克，葱、姜末少许，味精、盐、香油适量。

制法：将洗净、焯好的蕨菜切末，同入清汤上火煮沸，入盐、味精、葱、姜末煮20分钟，淋香油即成。

功效：促进肠道蠕动，减少机体对脂肪的吸收。

需要注意的是，脾胃虚寒者慎食蕨菜，常人也不宜多食。同时，蕨菜忌与黄豆、花生、毛豆同食。

花椰菜：滋容貌塑身形

当不少人花大价钱在商场里购买塑身美容产品的时候，聪明的女性正在调整自己的养生菜谱。其实，诸多塑身产品都是由天然本草提炼而成的。仅仅因为提炼的过程而花费高出原材料数百倍甚至千倍的价格，就是一种浪费行为。

在众多具备养颜塑身功效的物品中，花椰菜是表现较为突出的一个。花椰菜，其实就是我们常说的菜花。花椰菜貌似平常，很多人对它也不以为然。可是，从养生的角度看，花椰菜是很好的食疗佳品。

花椰菜不但形态美观，而且还散发着淡淡的蔬菜香，烹饪之后味道更是浓郁，其肉质细嫩，味甘鲜美，而且食用后很容易消化吸收，是很多家庭饭桌上的常客。当然，花椰菜的药用价值也不简单。

古代诸多本草典籍都有提及花椰菜。《本草纲目》中记载，花椰菜性平、味甘，有清热解毒、强肾壮骨、补脑填髓、健脾养胃、清肺润喉等功效，适用于先天和后天不足、久病虚损、脾胃虚弱、咳嗽失音者。

现代医学研究表明，花椰菜的维生素 C 含量极高，不但有利于人的生长发育，更重要的是能提高人体免疫功能，促进肝脏解毒，增强人的体质，增加抗病能力，提高人体机体免疫功能。

另外，花椰菜在美容塑体方面也是一把好手。花椰菜含有丰富的维生素 C，可以有效抑制黑色素的形成，可防止黑斑、雀斑的产生。同时，它还能协助人体细胞产生胶原，为肌肤带来滋润感受。而且由于花椰菜的含水量高达90%以上，所含热量较低，因此对希望减肥的人来说，它可以填饱肚子，而不会使你发胖。下面就为大家介绍一款美味的咖喱花椰菜。

材料：花椰菜500克、精盐、咖喱粉、香油适量。

制法：先用小刀削去花椰菜根上的皮，切成小块，用清水洗干净，然后再往锅中注入清水，上火烧开，放入洗净的菜花，焯熟捞出放入盆中，用清水冲放入咖喱粉拌匀，腌制5分钟，再用清水冲去多余的咖喱粉，倒干净水，最后将咖喱菜花放入小盆中，加适量精盐、香油搅拌均匀即可。

功效：此菜有健脾养胃、美体塑身的功效。

食用花椰菜需要注意以下几点：

（1）花椰菜不宜与猪肝同食。菜花中含有大量的纤维素，纤维素中的醛糖酸可与猪肝中的铁、铜、锌等微量元素形成混合物，从而降低人体对这些元素的吸收。

（2）花椰菜忌与牛奶同食。牛奶含丰富的钙质，花椰菜所含的化学成分影响钙的消化吸收。

（3）花椰菜会加重狼疮病患者脱发，因此，狼疮病患者慎食。

（4）花椰菜富含钾，尿少或无尿患者应减少钾的摄入，因此不宜食用花椰菜。

（5）花椰菜嘌呤含量较高，痛风病人应该少食。

海蜇：塑身减肥好帮手

海蜇又被称为水母、白皮子，为海生的腔肠动物，它的身体呈伞盖状，像一个白色的大蘑菇。营养极为丰富，自古以来就被列为"海产八珍"之一。

我国早在1600多年前，就有食用海蜇的记载。海蜇全身是宝，它的头和身子自不必说，其头内还有一大团白色絮状物，叫"海蜇花"，单煮或与鸡蛋同炒，均鲜美可口；海蜇身体的表面还有一层褐红色的皮，用竹片刮下后晒干，俗称"海蜇乌"，有补血活血功能。

海蜇还可入药，中医认为它有补心益肺、滋阴化痰、软坚散结的功效。现代营养学家也推崇海蜇，说它的脂肪含量低，又含有丰富的蛋白质和多种微量元素，有扩张血管、降低血压的作用，可作为高血压、动脉硬化、慢性支气管炎等病患者的食疗方。从事与尘埃接触较多职业的工作人员，还可以常食海蜇以去尘积、清肠胃。

海蜇的美容塑身效果也非同一般。海蜇中含有人体需要的多种营养成分，尤其含有人们饮食中所缺的碘，对人体恢复活力大有帮助。海蜇的可食用部分主要为中胶质，它的独特之处是蛋白质和无机盐类等含量丰富，而脂肪含量极低，有助于减肥塑身。同时，海蜇中含水分高达88.2%，有滋润皮肤的作用，皮肤干燥者常食有益。

这里就为大家介绍一款美味的水晶翡翠。

材料：芦荟200克，海蜇150克，黄豆80克；油、葱头、醋（白醋）。

制法：将芦荟洗净去皮，切成条状，煮沸1~2分钟后取出，海蜇切成块状。先将黄豆倒入锅中烧至三成熟，放入葱头炒至六成熟，再将海蜇放入一起炒。最后倒入白醋，将芦荟放入翻炒装盘。

功效：此菜具有清理肠道、美容的作用。

海蜇还可以用来做汤，这里为大家介绍一款美味——海蜇冬瓜汤。

材料：速冻海蜇100克，冬瓜600克，胡萝卜、猪瘦肉各200克，姜10克，盐适量。

制法：将速冻海蜇、猪瘦肉洗净，用热水烫后再次洗净；冬瓜洗净，切成厚块；胡萝卜去皮，洗净，切成块；姜洗净，切成片备用。然后在煲内加适量水，放入海蜇、猪瘦肉、冬瓜块、胡萝卜块、姜片，大火烧沸后改小火煲2小时左右，加盐调味即可。

功效：这道汤里冬瓜和胡萝卜都是美容食材，炖煮之后这道汤里富含蛋白质、钙、磷、维生素B_2等营养元素，有清热、润肠及降血压的作用。

需要注意的是，新鲜海蜇有毒，而且毒性很强烈，因此食用前必须做好充分的去毒工作，一般是先用食盐、明矾腌，再浸渍去毒，滤去水分后方可食用。另外，脾胃虚寒者不宜食用海蜇，食用海蜇时还忌一切辛热发物。

第四节
体香四溢，香草美人就是你

去除身体异味，做个芳香女人

在日常的工作、学习和生活中，人体散发出的芬芳气味，既可使自己神清气爽，也会使周围的人感到精神愉快。因此，在现代社会的多个方面，人体芬芳的气味与优雅的举止、得体的服饰和文雅的谈吐显得同样重要。哪个女人不想做一个"香女人"呢？然而，由于身体特质或生活习惯等问题，有的女人身上会有令人讨厌的异味，如狐臭、私密地带异味以及肚脐眼、足部异味等，这些异味都或多或少地困扰着爱美的女性。

下面就让我们去看看《本草纲目》是如何防治人体各个部位的异味的。

1.腋下异味

如果你天生就有狐臭，但是味道不浓烈，或者仅仅是因为容易出汗而导致腋下异味的话，可以经常换洗贴身衣物，剔除过多腋毛，保持腋下的清爽。

同时，在饮食上注意少吃或者不吃辛辣类的食物，因为这类食物容易发汗，而且刺激性的味道也能通过汗液排出。同样，能发汗的咖啡、茶等饮品也要少喝，它们含有的咖啡因也能促进排汗。

除此之外，还可以使用一些芳香的花草。《本草纲目》中记载了很多有香味的花草，如玫瑰花、薰衣草、桃花、杏花等，腋下有异味的女性可以将玫瑰花瓣、桃花瓣等放在一起加水煮沸，等煮好的花水温度合适后清洗腋窝，还可以在沐浴后睡觉时，放两片玫瑰花瓣于腋窝处，让身体零距离吸收这些天然的香气。

2.私密处异味

女性的私密处是尿道、阴道和肛门的聚合地，易滋生病菌，而且阴道分泌物多，会使得局部湿度偏高，产生异味。私密处异味有可能是疾病原因，这些情况要找专业医生咨询。

女性平常需要做的是注意保持私密处的清洁，每天用温水清洁外阴；不要穿过紧的内裤；经期更要每日更换内裤，并用开水烫煮消毒等。

3.足部异味

足部异味的产生原因因人而异，有的是因为脚汗过重，有的则是因为身体有疾，还有的是因为外界问题，如鞋子不透气等。

治疗足部异味的方法各种各样，可用萝卜水泡脚：用200克萝卜加水1升，煎煮之后泡脚半小时，每日一次，持续一周即可；也可用醋水泡脚：晚上洗脚时，在水中加一点食醋，泡15分钟。每周2次即可。

4.肚脐眼异味

肚脐与身体内部相连，里面容易堆积污物，散发气味，所以把它清洗干净十分必要。不过，因为肚脐周围的肌肤比较细嫩，所以清洗时动作要轻柔。沐浴后，用干净的干毛巾把肚脐内残留的水分吸干，这样就能减少肚脐的异味了。

由此我们可以看出，去除异味、芳香身体的方法有很多种，有的从外部修饰着手，有的从内部调理入手，但是基本都离不开一些清香的花草。

百里香：做囊佩戴，体香四溢

我们的皮肤表面分布着丰富的汗腺，人体每天通过汗腺导管向皮肤表面排泄了大量的汗液。这些汗液除去大部分氯化钠外，剩下的一小部分是尿素和乳酸，也正是这两种成分造成我们所说的汗臭味。如果使用含有众多芳香中药的香囊来除臭，能够除去秽气，悦人爽肤，会使我们的身体始终保持令人愉悦的气味。

在众多制香囊的香草里，百里香是不得不提的。关于百里香的来历还有一个动人的传说。

希腊神话中，百里香是海伦王妃的眼泪化成的。倾国倾城的海伦王妃，是斯巴达王后丽妲和天神宙斯所生的女儿，由于她非常美丽，追求她的王公贵族不计其数。海伦的养父斯巴达国王为了避免大家为了争夺海伦而战，就将她嫁给了新任的斯巴达国王梅尼劳斯，成为斯巴达的王后。平静的日子没过多久，一位英俊的特洛伊王子帕里斯来到斯巴达，一见到王后海伦之后，就为她深深地着迷，他想尽一切办法接近海伦，对她吐露爱意，海伦也被他的英俊所吸引，不自觉地爱上了他，于是两人相约逃往特洛伊。然而年轻的两人不知道，正是这场私奔引来了长达十年的特洛伊战争。当特洛伊终于灭亡，帕里斯战死之际，海伦流下了晶莹的泪珠，化成百里香。

除了这个动人的故事使得百里香增添了一些神秘色彩之外，它的诸多用途也是它受人追捧的主要原因。百里香有帮助消化、解酒、防腐、利尿的功效，一般都是将新鲜或干燥的枝叶用于食物，或泡成花草茶饮用，百里香茶还可疏解因宿醉引起的头痛。但这类香料植物，每天的食用总量最好不要超过10克，以免对人体刺激过甚。除此之外，泡澡时在水中加些百里香的枝叶，还有提神醒脑的功效。

对于女性朋友来说，百里香的香气是十分诱人的，它如青草般清新淡雅。欧洲有一位吟唱诗人称百里香的香气为"破晓的天堂"，因为它闻起来清新迷人、自然舒服，有如天堂般纯洁美丽。对于爱美的女性朋友来说，用百里香制成香囊佩戴在身上，可以去除体臭、芳香身体，实在是做一个"香女人"的首选。

需注意的是，百里香的纯挥发性油在任何浓度下都有剧毒，没有专业人员的配方请勿内服。孕妇更应避免使用。此外，在喝百里香时，若不习惯它强烈的青草味，可以加冰糖或蜂蜜调味。

丁香：香气走窍除秽浊

相传，古代美人西施体有异香，其沐浴过的水甚至还被宫女们收藏保存，将之洒在床帐内居然还能令满室生香。传说虽有夸张的成分，但女性酮体所特有的韵味的确可算是大自然赋予人类最圣洁的礼物之一。

我们的祖先在很久以前就懂得人除了有天然的体香外，还可以通过内服食物或药物使人体产生各种独特的香味。而在诸多有助于人体生香的花草中，丁香的效用很是出众。

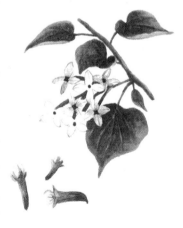

丁香

丁香花是素雅的，如果美是专指鲜艳夺目，那丁香自然算不上美丽，它那白色或淡紫的小花，常常不为人们所注目，但它不贪求赞美，也不奢望爱恋，它价值不凡却又含而不露，这样的品质是不是很契合东方女性的含蓄、内敛之美呢？

关于丁香花的"低调"还有一个有趣的故事。传说汉桓帝时，侍中刁存，年老口臭。桓帝赐给他鸡舌香含口，鸡舌香很小，辛辣不敢咀咽，刁存心中忐忑不安，怀疑自己有罪过触犯了皇上，以致桓帝赐毒给他。等到散朝后，刁存回到家里，与家人谈起皇上赐药要处死他，与家人挥泪永诀，全家痛哭。幕僚中有人请求察看皇帝赐的这种药，并细细品尝，觉满口生香，乃知是丁香，并不是什么毒药，于是一家人都破涕为笑。

丁香又名丁子香、支解香等。中医认为其味辛，性温，具有温中暖肾、和胃降逆、香身除臭、牢牙乌须等功效。丁香及其制品主要用于治疗呕吐、心腹冷痛、口臭、腋下狐臭、须发早白、眉毛脱落等症。

如今，丁香常用作化妆品的添香剂、防腐剂。配制成脚气露可治脚气、湿疹和手足癣；制成清香脚气露对腋臭亦有效用；制成清香洁街露则有清香去口臭的良效。丁香还可以用作内服，一般以1.5~5克丁香煎汤服用，可暖肾香体。

但需要注意的是，由胃热引起的呃逆或兼有口渴口苦口干者不宜食用丁香；另外，热性病及阴虚内热者也应忌食丁香。

茉莉香：淡淡体香吃出来

中医认为，女性的体香和饮食习惯的关系十分密切。有些女性身上天生可以散发出淡淡的幽香，令人陶醉；有些女性则可经由饮食调理而获得这种淡淡的香味。

早在唐宋，民间就非常盛行食杏仁、饮杏露、品饮香茶。以花入药用是古时候人们的养生保健经验，著名医学典籍《本草纲目》中对茉莉的药用也有所提及。而历代皇妃贵妇更是视幽幽的体香为贵体。

茉莉花原产于伊朗和北印度，被称为"花中的国王"，它以芳香闻名于世，曾被誉为人间第一香。若论其香之浓、清、远、久，它都居群芳之冠。宋代刘克庄在《茉莉》诗中吟咏："一卉能熏一室香，炎天犹觉玉肌凉。"古代印度妇女还用它来菩饰鬓簇，所以佛书中又称茉莉花为"握华"。

中医认为，茉莉花馨香异常，能顺气活血、调理气机。现代药理学研究也表明，茉莉花所含的香精油等物质，有抑制皮肤色素形成及活化表皮细胞的作用。茉莉花作为香体美容的佳物由来已久，用茉莉花制成的香片茶、茉莉花茶，行销国内外；茉莉花经蒸馏取得的汁液——茉莉花露，可作润肤露润泽肌肤；用茉莉花提取的茉莉花精油，制成香精、香皂和化妆品，也深受人们的欢迎。

茉莉花的食用效果也不错，若是取茉莉花若干，晒干后，每次取3~5朵调入清粥食用，不仅能清心明目，还可令肌肤流滋生香。这里就为大家推荐这款茉莉香粥。

材料：茉莉花适量，大米50克。

制法：取夏季6月的茉莉花若干，晒干研粉备用；取大米50克，常法熬粥，粥熟后调入3克茉莉花粉末，加蜂蜜适量即可。

功效：此粥温热服，可顺气活血，调理气机。常食能使肌肤润泽，肌肤溢香。

需要注意的是，茉莉花辛香偏温，火热内盛、燥结便秘者慎食。

杏花香：让你的魅力自然散发

为什么有的人身上体香四溢，自然体香从何而来，又有怎样的益处呢？科学研究表明，香味可以改变人中枢神经的抑制状态，使末梢细胞兴奋提高，从而提高人体神经传导速度，让人产生精神愉悦的感觉。

医学研究表明，人体产生香味实际上是皮肤上皮脂腺汗的分泌和身体代谢产物共同产生的散发于体外的微粒，刺激人体嗅细胞而发生的。而一些花草药物可透过皮肤、汗腺、毛囊、角质、细胞及其间隙等转运、吸收，用药物熏洗时，湿润的药物可增加水合作用和皮肤的通透性，能加速皮肤对药物的吸收，达到香身护肤的效果。这里就为大家介绍一下香体药物中的佼佼者——娇嫩典雅、芳香馥郁的杏花。

杏树是古老的花木，《管子》中就记载有杏树，因此它在我国已有至少两三千年的栽培历史。对现代人来说，杏树既能采果又能赏花，在果木生产和城市美化上都有重要作用。

盛开时的杏花，艳态娇姿，繁花丽色，胭脂万点，占尽春风。它有变色的特点，含苞待放时，朵朵艳红，随着花瓣的伸展，色彩由浓渐渐转淡，到谢落时就成雪白一片。"道白非真白，言红不若红，请君红白外，别眼看天工。"这是宋代诗人杨万里的咏杏五绝，他对杏花的观察十分细致。除此之外，还有很多诗人、画家都将杏花写入辞赋，如"春色满园关不住，一枝红杏出墙来""红杏枝头春意闹""斜日杏花雨""杏花墙外一枝横，半面宫妆出晓晴"等，实在不胜枚举。

除了观赏，杏花的药用价值也不容忽视。中医认为，杏花性苦，味温，入脾、肾经，具有显著的美容功效。杏花富含镁元素，镁入肺，而肺主皮毛，所以，想使体蕴杏香，可于杏花盛开时，取杏花去蒂，以布袋盛之，入瓮封存。半月后取出，每斤加甘草一两、盐梅十个共研末，装入瓷瓶。每餐饭后用白开水冲服10克，可使皮肤白而润，散发杏香。

除此之外，杏花还能治痤疮、祛斑等，下面就具体介绍一下杏花的各种药用方法。

（1）取杏花、桃花等份，用矿泉水浸泡一周，用此水洗面，每日早晚各1次，连续使用，可以有效治疗痤疮。

（2）取杏花、桃花、梨花、黄瓜花各30克，皆为干品，一同研成细末，调入面霜中，用此搽脸，可减少皱纹及色斑。或者用鲜杏花、鲜桃花、鲜柿叶各100克，加补骨脂30克，一起晒干研末，再用适量鲜芝麻油，调成稀糊状，装于瓶中。每晚睡前涂患处，第二天清晨洗去。连续使用数周。

其实，除了杏花，杏树身上的各个部位都能入药，其中使用最多的是杏仁。杏仁可分为苦、甜两种。入药以苦杏仁为优，食用以甜杏仁为主。苦杏仁性温，有小毒，具有止咳、平喘、祛痰、润肠、通便等功效。甜杏仁偏于滋养，宜食用。我们使用杏花美容香体的同时，不妨吃点杏仁，从内而外滋润我们的身体。

杜松精油浴，安心宁神香体

芳香的花草除了可以用来食用、外敷，还可以被制成香水或精油，使用起来也十分方便。这里就为大家介绍一下香体效果颇佳的杜松精油。

杜松是一种常绿乔木，一般可长到12米之高，世界各地都可以发现它的踪影。早在明朝时期，就已经被人们所发现和了解。《本草纲目》中也有相关记载。杜松树干红色、针状叶，开小小的黄花，结蓝黑色的浆果。杜松最出名的莫过于它可以治疗接触性传染疾病，如霍乱、伤寒热的奇效。在西藏，它被用以防瘟疫；希腊、罗马与阿拉伯的医者也都很看重它的抗菌功效；在蒙古，妇女临盆时也会以杜松来助产。

中医十分推崇杜松，认为它味甘，性平，能祛风、镇痛、除湿、利尿。它是非常有效的利尿剂和生殖泌尿道的抗菌剂，是治疗膀胱炎、尿急痛（无力排尿）和肾结石的极佳药剂。另外，杜松的排毒功能也很强大，特别是摄入过量的食物和酒精时，它能帮助排出堆积的毒素，净化肠道黏膜。

将杜松制成精油后，效果更是神奇，它可以防腐、解毒、利尿、通经，还能够治疗泌尿生殖系统感染、风湿、痛风、坐骨神经痛、痛经等，并有很好的止血收敛功效。此外，杜松精油还对皮肤有一定的保养作用。针对粉刺、皮炎、油腻不洁的肌肤，可用杜松精油1滴，滴于一盆冷水中，用毛巾作冷敷，或滴于一盆热水中用毛巾作热敷，也可以把杜松精油加入化妆水中喷洒在脸部，经常使用可治疗粉刺和皮肤炎及收敛毛孔，调解油脂分泌，令肌肤干净洁白。下面为大家介绍一款杜松精油浴。

材料：杜松精油若干。

制法：在浴盆内放好温热水，滴5~6滴杜松精油，全身浸泡水中约30分钟。

功效：此种洗浴方法可使全身上下充满淡淡的香气，并能消毒杀菌，香体，消除疲劳感。

需要注意的是，杜松精油会刺激皮肤排出毒素，因此在皮肤好转之前，一般会先变坏，这是自然疗法里的关键时期。另外，杜松药用时应谨遵专业医师的意见，不可自行使用；孕妇一般忌用杜松。

柠檬，清香瘦身的"益母子"

柠檬，又称柠果、洋柠檬等。因其味极酸，肝虚孕妇最喜食，故又称益母果或益母子。柠檬中含有丰富的柠檬酸，因此被誉为"柠檬酸仓库"。柠檬果很酸，很少有人直接吃，但它与生俱来的酸性是很好的抗菌解毒剂。在17世纪，西班牙及葡萄牙等地的人们就已发现柠檬有解毒、除臭、抗菌的效果，不但将柠檬用于制造口腔的气味芳香剂，甚至用来对付疟疾及伤寒。

现在越来越多的人开始喝柠檬茶，因为它不仅瘦身，使肠胃通畅，而且富含维生素C，对保持皮肤张力和弹性十分有效。它还能渗透细胞，将细胞内因新陈代谢产生的毒素及废物清除，并将体内积聚的杂质毒素，如铅、汞、重金属、辐射物、铜酸、农药、尿酸、酒精等排出体外，使血液纯净。这里先为大家介绍一款自制柠檬茶。

材料：柠檬半个，蜂蜜适量，红茶包3~4个。

制法：把茶包放入用开水烫过的茶壶，用开水浸一下茶包并倒掉此次的茶水，然后再注入开水泡茶；柠檬切片，每片最好控制在3~4毫米的厚度，切好后把柠檬片放入茶壶中泡4~5分钟即可。

功效：补充维生素C，提高机体免疫力。

需要注意的是，胃酸过多的人不宜食用柠檬及其制品。

除了饮用，柠檬也可以用来制成清香的柠檬精油。柠檬精油以柠檬果皮为萃取来源，约3000个柠檬可以萃取出1千克的精油。柠檬精油清新香甜，且带有新鲜又强劲的香气，其气味可以振奋精神，帮助澄清思绪、消除倦怠感，并具有健脾开胃、帮助消化的功效，其因富含维生素C、B族维生素，又具有天然果酸，对于皮肤上的斑点、细纹也有改善的作用，是皮肤的美容佳品。下面为大家介绍几个柠檬精油养生小偏方。

1.清新口气：柠檬精油2滴加入200毫升的清水中漱口，可以消除口中异味及预防口腔黏膜感染。

2.护发养发：将柠檬精油2滴滴入清水中，将洗好的头发浸泡其中5~10分钟，然后直接用毛巾擦干头发，不但可以减少头皮屑，还有护发、柔顺发丝的效果。

3.减肥瘦身：柠檬精油2滴＋肉桂精油3滴＋迷迭香精油3滴＋太阳花油6毫升，做局部减肥按摩，可去除积水，减肥瘦身。

需要注意的是，精油分子渗透力强，滴入精油时滴数请勿超过6滴，担心精油过敏者请先从1滴酌量增加滴数。皮肤敏感者，使用前先在手腕内侧做测试，无刺激反应再使用。使用后应避开阳光直射或紫外线照射。

七香散香囊，让香气如影随形

香囊在古时又被称为香包、香缪、香袋、香球、佩伟、荷包等，我国古人佩戴香囊的历史可以追溯到先秦时代。根据《礼记》记载："子事父母，左右佩用……铃续，以适父母舅姑。"就是说青年人去见父母长辈时必须要佩戴编织好的香囊，以示敬意。由于香囊是随身佩戴的装饰物，算是私物，所以恋人之间也常常把它当作礼物相互赠送，表达爱慕之情。这也为历史上很多的爱情故事留下了一点注脚。

传说唐朝安史之乱爆发后，唐玄宗带着杨贵妃一行人仓皇出逃，走到马嵬坡的时候，六军将士不肯继续前行，要求唐玄宗杀死杨国忠和杨贵妃兄妹。杨贵妃被绞杀之后，尸体被匆忙就地埋葬。待到平定叛乱以后，唐玄宗派人悄悄将她的遗体移葬，办事官发现贵妃的遗体只剩下白骨一架，只有临死时佩戴在胸前的香囊还完好如初，于是就把香囊取下复命。垂垂老矣的唐玄宗见到香囊睹物思人，想起桩桩往事，爱恨交织的唐玄宗不禁老泪纵横。

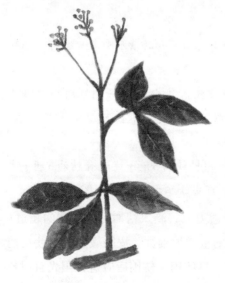

沉香

其实，香囊除了在这样凄美的爱情故事里悄然一现外，它更多的是在每个爱美的女性身边，为她们提供怡人的清香。香囊里的中药在为人体养血生精、温养脏腑的同时，还能调理人体内分泌，滋润肌肤，使人体处于健康状态，散发出自然的体香。这里就为大家介绍一款以本草材料为主要成分的神奇七香散香囊。

材料：丁香200克，沉香、

苏合香、郁金香各50克，白檀香、甘松香、青木香各15克。

用法：将上述研为细末装入袋中，佩带在身上即可。

功效：《本草纲目》中记载："丁香辛温气香，入脾、胃经，具有温中降逆，散寒止痛，温肾助阳之功效"；沉香为芳香辛散之品，具有行气止痛、降逆止呕、温肾纳气之功效；苏合香通窍，辟秽杀虫，开郁化痰，行气活血，利水消肿；郁金香消炎止渴，养肝明目，清心去燥，利脾健胃，治疗口臭，牙痛；白檀香辛香通散，具有理气调中、散寒止痛之功；甘松香辛香行散，具有行气止痛、开郁醒脾之功效；青木香具有解毒消肿之功效。故此香囊可使身体充满芳香气味，还能调理身体、安定心神。

三花香草香水，做魅力女人

有句话叫"闻香识女人"，没有香味的女人，如同没有香味的花一样，是朵假花。姣好的面容，婀娜的身材，幽香的体味，是女性美丽的三大元素。现代社会，香味是女性最具魅力的包装，香味是女性最有诱惑的时尚。人除了有天然的体香外，还可以通过内服食物或药物使人产生各种独特的香味。

在古代，女性都有用香的习惯。她们从百花中采集花瓣、花粉，如玫瑰花、桃花、荷花等制成香脂使用，不仅让自己的肌肤宛如白雪般晶莹剔透，还散发出幽幽的清香。所以，女性朋友也可以试着将菊花、茉莉花、玫瑰花等与水同煮，然后用来洗脸、洗澡，以获取天然的香气。

另外，香水也是让身体清香四溢的不错选择。香水被誉为"液体钻石"，是最浪漫、最女性化的产品，是增添优雅与妩媚的催化剂。透过香水女性可以表现自己的魅力及独特气质，不同的香水也能强调个性的不同面，不同的香水适用于不同的心情、场合与活动，使用香水如同穿衣服一样，需要经常变化、创造趣味。

另外，喷涂香水时还要注意涂在正确部位。

耳后：耳朵后面的体温很高，非常适合抹香水，还可避免紫外线的照射。耳垂的温度较低，不适合使用香水。

脖子：后颈部由于头发遮挡了紫外线，可安心涂抹香水，但不可使用过多。

手肘：涂于手肘外侧不如涂于温度较高的内侧。腋下较易出汗，所以不可使用。

手腕：涂于手腕内侧脉搏跳动的地方。脉搏的跳动会带动香气的散发。

腰部：想飘着淡淡的香味时就抹于此处，用餐时可抹在腰部以下。

腿部关节：可使用于关节或同样高度的裙子内侧。随着裙角的摆动及双脚的移动，幽香会散发出来。

香水的品种有很多，但其实我们自己也可以制作香水，这里就为大家介绍一款三花香水的简单制法。

材料：菊花、金银花、茉莉花适量。

用法：将菊花、金银花、茉莉花各一把，加矿泉水煮沸半小时，记得水不要加太多，放凉。然后再根据自己的实际情况滴两三滴，有活肤、嫩白功效。记得用不完的别扔掉，找个干净的小瓶装起来，冷藏在冰箱里下次可以直接用。

需要注意的是，香水的香味应不具刺激性，不能引起反感，而应具有吸引力，提高情绪。

第五节
顺滑如丝，留住秀发飘逸的美

本草呵护秀发，开启美丽之门

在中国人传统的审美观里，总是比较青睐秀发飘飘的女人，这样的女人显得清灵飘逸又不失柔媚温婉，一头漂亮的秀发可以为女人加分不少。所以，在日常生活中我们就要注意头发的保养。

1.每天按摩头皮

头皮表面分布有很多经络、穴位和神经末梢，按摩头皮有利于头发的生长，防止头发变白、脱落。此外，按摩头皮能够通经活络，刺激末梢神经，增强脑的功能，提高工作效率。很多人把按摩想得很复杂，其实按摩很简单，可以在每天的早、晚用双手手指按摩头皮，从额头攒竹穴开始按摩，经神庭穴、前顶穴到后脑的脑户穴，手指各按摩数十次，直至皮肤感到微微发热、发麻为止。

其实，梳发也是按摩，但一定要有个限度。调查研究证明，如果连续梳刷50~100次以上，很容易因梳头过度增加头发负担，而使头发受损，不但不能达到按摩效果，反而会刺激油脂腺分泌，使发根过于油腻，发尾易于干枯、断裂。这里我们不妨也学学孙思邈的"发常梳"：将手掌互搓36下令掌心发热，然后由前额开始扫上去，经后脑扫回颈部。早晚做10次。

2.千万不要像搓衣服一样洗头发

日常生活中，我们发现很多长发女性像洗衣服一样洗头发，殊不知，这样洗发后头发会纠结成一团，不用护发素根本无法理顺。而且，像洗衣服一般扭搓揉洗的手法，很容易使头发因纠结、摩擦而受损，甚至在拉扯中扯断发丝。

正确的洗发步骤是：洗发前先用宽齿梳将头发梳开、理顺，用温水从头皮往下冲洗头发，洗发水挤在手心中，揉出泡沫后均匀抹在头发上，然后用十指指肚轻柔地按摩头皮几分钟，再用手指轻轻地捋发丝，不要将头发盘起来或搓成一团，要保持发丝垂顺。

3.头发还是水洗的好

干洗头发是发廊流行的洗头方式，它的做法是直接将洗发产品挤在头发上，然后喷少许水揉出泡沫，按摩十几分钟后冲洗掉。很多人觉得这种做法既享受舒服，又能洗得更干净。这种想法和做法是大错特错的，因为干燥的头发有极强的吸水性，直接使用洗发剂会使它的表面活性剂渗入发质，而这种活性剂只经过一两次简单的冲洗是不可能去除干净的，它们残留在头发中会破坏头发角蛋白，使头发失去光泽。

另外，中医认为洗头发的时候做按摩很容易使寒气入侵。理发师在头发上直接倒上洗发水，就开始搓揉头发，再按摩头部、颈部。按摩使头部的皮肤松弛、毛孔开放，并加速血液循环，而此时头上全是化学洗发水，按摩的直接后果就是吸收化学洗发水的时间大大延长，张开的毛孔也使头皮吸收化学洗发水的能力大大增强，同时寒气、湿气也可以通过大开的毛孔和快速的血液循环进入头部。由此可见，洗头发还是水洗的好，并记住洗头时不要做按摩。

4.护发素要正确涂抹

洗发后使用护发素会让头发变得柔顺，所以很多女性在使用护发素时毫不吝啬，厚厚的涂满头部，特别是在发根处重点"施肥"，可是久而久之，头发却出现油腻、头屑多等"消化不良"症状。其实头发不比植物，即使是植物的根部，吸收过多营养也会发育不良，所以在头发根部使用过量的护发素只会阻塞毛孔，给头发造成负担。其实，发梢才是最易受损，需加强保护的部位，使用护发素时，应先涂抹在发梢处，然后逐渐向上均匀涂抹。

5.把头发散开,让它也休息休息

人工作了一天，晚上要睡觉休息，头发也一样，一整天都扎在一起，晚上一定要散开来，尤其春天是生发的季节，不管是晚上还是白天，都不要把头发扎成马尾辫，而是要让它散开，这样才能让它的生发之机起来。

6.千万不要湿着头发睡觉

很多人洗完头发没等头发晾干就去睡觉，经常这样很容易引起头痛。因为大量的水分滞留于头皮表面，遇冷空气极易凝固。长期有残留水凝固于头部，就会导致气滞血瘀，经络阻闭，郁疾成患，特别是冬天寒湿交加，更易生病。所以，洗完头后一定不要马上睡觉，要等到头发干了再睡。

这些都是很简单的头发护理方法，也是最基本的头发护理要点。每一个渴望拥有美丽秀发的女性都不能忽略其中的任何一步，只有从最基础的做起，长期坚持下来，头发才会健康靓丽。

除此之外，我们还可以通过食用一些具有乌发、黑发作用的美食来保养我们的美丽秀发。

首乌药膳，益血乌发一举两得

人的头发和面部皮肤一样，都是十分敏感的。为了让自己那一头乌黑飘逸的秀发永远能给人健康自然的感觉，可选择具有修护功效的护发产品，从而保持头发水盈亮泽；如果担心发尾分叉，则可选择含有氨基酸和维生素成分的洗发水，能为头发补充氨基酸，迅速改善发质。除此之外，我们还可以利用一些有乌发、养发效果的本草制成发膜、食物等来修复、滋养头发。这里就为大家介绍一下神奇的何首乌。

关于何首乌的来历有一个流传很广的传说，在唐代文学家李翱的《何首乌传》中有记载。何首乌是顺州南河县人，祖父名叫能嗣，父亲名叫延秀。能嗣原名叫田儿，自小身体虚弱，长大后没有性欲，遂到山中从师学道。一天酒醉后卧在野外石块上酣睡，一觉醒来，天色已晚，忽见二株藤枝叶纷披，渐渐枝叶互相交缠，过了一段时间才分开，片刻后又交缠在一起，他看得十分惊奇。

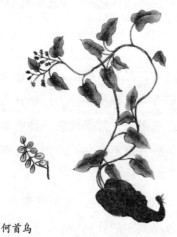
何首乌

第二天，田儿顺藤挖根，将块根拿去请人辨认，谁也不知道这是什么药材。有位老者说，可能是一种仙药。他就试着连服了7天，便开始有了性欲。连服三四个月后，体质逐渐强壮；服用1年后，宿疾痊愈，容颜焕发，毛发乌黑有光泽。之后的十年中连生了几个儿女，于是把名字改为能嗣。他又把此药给儿子延秀吃，延秀又把药传授给儿子首乌服，祖孙三代都活到了130多岁。延秀的邻居李安期，与延秀是好朋友，他吃了此药后也是长寿，并把这种药公之于世，很多人吃了此药均有效，便把这种能够延年益寿、乌须黑发的药叫作何首乌。

何首乌功效众多。《本草纲目》中记载："何首乌可止心痛，益血气，黑髭发，悦颜色。"何首乌历来被视为乌发养发的良药，著名的"首乌丸""七宝美髯丹""嵩山首乌茶"等都是以何首乌为主药制成的。现代医学研究也发现，何首乌含有卵磷脂及大黄酚等多种物质，对神经衰弱、白发、脱发、贫血等症有治疗作用，久食此品可乌发、延缓衰老。而且每10克何首乌含4.2毫克锌，比一般中药含锌量高几十倍，而锌正是头发所需的重要元素，一旦缺锌，头发就会少而黄脆。所以何首乌汤可有效改善头发枯黄等问题。

何首乌的食疗吃法很多。可以把它洗干净切片，早上煮稀饭的时候放进去一起煮；还可以用来泡酒。这里为大家介绍几款何首乌食品。

1.首乌仙人粥

材料：何首乌、粳米、红枣、红糖适量。

制法：先将何首乌30~60克用砂锅煎（注意：是砂锅不是瓷锅）取汁，去渣后加入粳米60克，红枣3~5枚，用温火煮粥，待粥熟后加入适量红糖，再煮一二沸，趁热服食。每天服用1~2次，7~10天为一疗程，间隔5天再进行下一个疗程。

功效：此款粥有补血养肝、固精益肾、强健筋骨、乌须黑发之功效。适用于头发枯燥发黄、须发早白、身体虚弱等症。

2.黑芝麻山药何首乌粉

材料：黑芝麻250克，山药250克，制何首乌250克。

制法：将黑芝麻洗净，晒干，炒熟，研为细粉。将山药洗净，切片，烘干，研为细粉。将制何首乌片烘干，研为细粉，与芝麻粉、山药粉混合拌匀，瓶装备用。每日2次，每次25克，入锅，用温开水调成稀糊状，置于火上炖熟即成。

功效：黑芝麻也是乌发的良物，二者合一，使得此品可健脾补肾，养血益精，乌发养发。

3.何首乌山鸡

材料：山鸡2只，制首乌10克，青椒100克，冬笋15克，酱油10克，料酒20毫升，味精1克，精盐2克，豆粉20克，鸡蛋1个，菜油100克（实耗60克）。

制法：将制首乌洗净，放入铝锅煮2次，收药液20毫升；山鸡去净毛，剖腹去内脏，洗净去骨，切成丁；冬笋、青椒切成丁；鸡蛋去黄留清，蛋清加入豆粉，调成蛋清豆粉，用一半加少许精盐将山鸡丁浆好，另一半同料酒、酱油、味精、首乌汁兑成汁液待用。再将净锅置火上，注入菜油，烧至六成热时下鸡丁过油滑熟，随即捞入勺内待用。锅留底油，加入鸡丁、冬笋、青椒翻炒，倒入汁液勾芡，起锅装盘即成。

功效：此菜可健筋骨、补肝肾，乌须发，悦颜色，延寿命。

需要注意的是，何首乌忌与萝卜及猪、羊肉、无鳞鱼、葱、蒜同食。另外，大便溏稀者忌用何首乌。同时还要注意何首乌有制过和未制过的区别，未制的何首乌有毒，慎用。对于那些消化不良，胃口不好，或者感冒发热的人，最好也不要吃何首乌。

西兰花，防止脱发的"高手"

中医理论认为，"发为血之余""肾主骨，其华在发"。肾精充沛，头发就乌黑光亮；肾精亏虚，则毛发枯白脱落；头发的枯荣与机体的肾精、气血的盛衰息息相关。现代医学进一步证实，头发是由一种含硫氨基酸的蛋白质所组成的，要想保持头发秀丽、光泽而富有弹性，单靠日常外在的护理远远不够。头发是乌黑亮丽还是干燥枯萎，与人体内的血液微循环、内分泌、免疫系统功能等内部环境是否正常关系密切。

现代人由于工作紧张、情绪不够稳定、生活没有规律以及睡眠不足等原因，造成营养失衡，使得体内的微循环发生变化。而一旦免疫系统出现障碍，头发就会出现干枯、失去光泽甚至变白脱落等现象。此时，我们既要改变那些错误的生活习惯，也要在饮食上加以滋养调理，才能内外结合，根治头发的种种问题。

现代医学研究表明，头发的主要成分是角蛋白，它含有多种氨基酸及几十种微量元素，当人体缺铁和蛋白质时，头发就会变黄及分叉；缺脂肪酸、维生素A、蛋白质和碘时，头发就会发干、无光泽及容易折断；缺B族维生素时，就会出现脂溢性皮炎及头发脱落现象。而西兰花中就富含这些营养成分，吃西兰花可全面补充头发所需的营养，改善发质。

西兰花和我们前面提到的花椰菜是不一样的，西兰花（绿菜花）和花椰菜（白菜花）都是十字花科甘蓝类蔬菜，但它们颜色不同，一个碧绿如翠，一个洁白如玉。两种花菜的营养都十分丰富，但西兰花在某些营养成分上又高于花椰菜，最为突出的是维生素C、胡萝卜素及叶酸。西兰花的维生素C含量高出花椰菜20%左右，是圆白菜的2~3倍，是西红柿的5~6倍。西兰花含有较丰富的胡萝卜素，是花椰菜的30多倍。西兰花中的叶酸含量是花椰菜的两倍。这些都使得西兰花在乌发润发、滋养身体等方面更具优势。下面就为大家介绍一款美味的凉拌西兰花。

材料：西兰花350克，胡萝卜100克，蘑菇15克，香油适量，醋4大匙，盐1匙，葱1根，蒜2瓣。

制法：将西兰花洗净撕成小块，用滚水烫一下，过凉水后沥干；将适量胡萝卜切成小丁，蘑菇切成片，过水烫一下；切适量的葱丝和蒜末。将上述材料混在一起，加适量盐、醋、香油，拌匀即可食用。

功效：此菜可滋补身体，乌发润发。

西兰花一般人群皆可食用，但挑选的时候要注意，手感越重的，质量越好。不过，也要避免其花球过硬，这样的西兰花比较老。洗西兰花的时候不要浸泡太久，避免蔬菜营养流失。

黑豆治脱发，别总吃香喝辣

如今患脱发症的人越来越多，而且日趋年轻化。脱发固然与现代快速、紧张的生活和工作节奏，以及激烈的社会竞争所带来的精神压力有关，但主食摄入不足，辛辣刺激性食物食用过多等也是导致脱发的重要"催化剂"。

历代养生大家一直提倡健康的饮食需要"五谷为充、五果为养"，也就是说，人体每天必须摄入一定量的主食和水果蔬菜。可是，现代城市人的主食摄入量越来越少，这给健康带来了一定的隐患。主食摄入不足，容易导致气血亏虚、肾气不足。肾和头发之间有紧密联系，所以我们一定要注意多摄入一些补肾益肾的主食。

豆类是人们常食的主食，而黑豆在众豆中有"豆中之王"的美称。它里面的蛋白质含量比牛奶、肉、蛋都要高，素有"蛋白质之王"之称。黑豆为肾之谷，味甘性平，黑归脾、肾经。中医认为，它具有补肾强身、活血利水、解毒、润肤的功效，特别适合肾虚脱发者食用。

黑豆对一般人群来说均可食用，其食用做法很多，这里为大家介绍一款黑豆乌鸡汤。

材料：黑豆150克，何首乌100克，乌鸡1只，红枣10枚，生姜5克，精盐适量。

制法：先将乌鸡去内脏，洗净备用。将黑豆放入铁锅中干炒至豆衣裂开，再用清水洗净，晾干备用。将何首乌、红枣、生姜分别洗净，红枣去核，生姜刮皮切片，备用。然后往锅中加适量清水，用猛火烧沸，放入黑豆、何首乌、乌鸡、红枣和生姜，改用中火继续煲约3小时，加入精盐适量，汤成。

功效：黑豆有滋补肝肾、活血补血、丰肌泽肤等功效，久服可使皮肤细白光洁；何首乌补肝肾、益精血；乌鸡健脾补中、养阴退热；红枣健脾和胃、益气生津，多食可使人脸色红润。故此汤可以补血养颜，乌发亮发，养心安神。

当然，食用黑豆也有所"忌惮"，相关本草著作中记载："黑豆恶五参、龙胆"。黑豆忌与蓖麻子、厚朴同食。

在多食黑豆这样补肾润发的食物时，我们还要注意少去"吃香喝辣"。经研究证实，烟、酒、油腻的食物都会对头发的生长产生不良的影响。饮食中大量摄取含油脂的食物，会让头皮的皮脂腺分泌过剩而造成阻塞，辣椒摄取过量会造成发质干枯，烟酒则会让流经头皮微血管的血液循环不良。

偶尔放纵享受一下美食无妨，但若是三天两头地就要"刺激"一下头发，时间久了就会出现大量脱发的现象，想必这不是我们所愿意看见的吧。

荠菜防白头，还你乌黑秀发

少年白头，这是很多年轻人的困扰。在生活压力、营养不均衡等多种因素的作用下，出现少白头的现象已经不是什么新鲜事。防治少白头成为越来越多的年轻人关注的热点。而本草疗法是不良反应最小，也最简单易行的方法。其实，在我们身边有不少植物都具备防治白发的功能，比如荠菜。

荠菜为十字花科植物，它的味道清香，是一种人们十分喜爱的可食用野菜。荠菜的营养也十分丰富，它含有蛋白质、纤维素、胡萝卜素、钙、磷、铁以及多种维生素，而这些营养素都是人体必需的重要营养物质。

除此之外，荠菜的药用价值也很高。《本草纲目》中认为它有明目、清凉、解热、利尿、治痢等功效。现代医学也证实，荠菜所含的荠菜酸是有效的止血成分，能缩短出血及凝血时间；荠菜含有香味木苷，可降低毛细血管的渗透性，起到治疗毛细血管性出血的作用；荠菜含有乙酸胆碱、谷幽醇和季胺化合物，不仅可以降低血及肝中的胆固醇和甘油三酯的含量，而且还有降低血压的作用；荠菜不仅能够消炎抗菌，增强体内维生素C含量，还能抗病毒，预防冻伤，并抑制眼部晶状体的醛还原酶，对糖尿病并发白内障病人颇有疗效。

荠菜的美发功效也不得不提，荠菜的主要成分是蛋白质，还有很多的膳食纤维，这和五谷杂粮类的食物差不多，治疗掉头发就应该从这些方面来入手。此外，荠菜还含有很多的胡萝卜素，以及我们人体所需要的钙、铁、磷等，要治疗掉头发，或者是为孩子补充营养，这些都是必备的。

对于头发过早斑白的人来说，多吃荠菜可以防止头发早白，因为荠菜可以清热解毒，主要表现在对血液的作用上，治疗掉头发也是要从血液上入手，因此多吃荠菜可以从内而外地滋养头发。

下面就为大家介绍一款美味的荠菜豆腐。

材料：荠菜500克，熟芝麻50克，熟胡萝卜50克，豆腐干20克，冬笋25克，精盐、白糖、味精、麻油各适量。

制法：将荠菜去杂洗净，放入沸水中焯至颜色深绿，捞出放入凉水中，沥干水，切成细末，放入盘中待用；再将豆腐干、冬笋、熟胡萝卜切成细末，放入盘中，撒上芝麻，加入精盐、白糖、味精，淋上麻油，搅拌匀即成。

功效：此菜白绿相映，鲜嫩味美，可补虚益气，健脑益智，清热降压，乌发润发。

需要注意的是，消化不良、体质衰弱的中老年人以及体质虚寒者不宜食用荠菜。另外，荠菜宽肠通便，便溏泄泻者慎食；荠菜也不宜多吃和常吃。

吃点花生，补血又乌发

头发是形体相貌中相当重要的一部分，它是身体健康的一个标志。所以，维护头发等于维护健康。其实头发所需的营养和身体、皮肤是一样的。一个人头发浓密有光泽，皮肤有弹性，身体也必然少病痛。所以，当你发现头发开始掉落、枯干，就是身体出现了警讯，此时，该是检查身体、补充营养的时候了。

在诸多对头发有养护作用的食品中，花生的表现尤为出众。

花生是世界公认的健康食品，在我国花生被认为是"十大长寿食品"之一。中医认为花生的功效是调和脾胃、补血止血、降压降脂。其中起补血止血作用的主要是花生红衣。中医理论认为，"脾统血"，气虚的人就容易出血，花生红衣正是因为能够补脾胃之气，所以能达到养血止血的作用，这在中医上讲叫"补气止血"。西医认为，花生红衣能抑制纤维蛋白的溶解，增加血小板的含量，改善血小板的质量，改善凝血因子的缺陷，加强毛细血管的收缩机能，促进骨髓造血机能，所以对各种出血及出血引起的贫血、再生障碍性贫血等疾病有明显效果。

女性朋友，特别是处于经期、孕期、产后和哺乳期的女性更应该常吃、多吃，因为这些时期的女性失血和消耗营养都比较多，花生红衣对于养血、补血很有好处。同时，花生红衣还有生发、乌发的效果。

中医认为，"发者血之余"，脱发、白发是因为血亏，使发不得荣养所致。而花生红衣养血、补血，能使人的头发更加乌黑亮丽。

再好的食品也不是适合所有人吃，中老年人吃花生也并非"百无禁忌"。比如有些跌打瘀肿的病人，就不宜吃。花生红衣能止血、促进凝血，跌打损伤、血脉瘀滞者吃得过多，会出现血瘀难散，加重瘀肿。还有的中老年人消化功能不好，脾弱便溏者，不宜吃花生，因为花生中含有丰富的油脂，有缓泻作用，会加重腹泻。

另外，因为花生中含有的油脂多，需要多耗胆汁去帮助消化，所以做过胆囊切除手术或患有严重胆病的中老年人，也不宜多吃花生。

年轻脱发，吃点黑芝麻

王小姐的"脱发史"已经有两三年了，四十出头的她曾经头发很浓密，乌黑柔亮，令很多女性都十分羡慕。但这些年不知为何她却不断脱发，头顶和两个额角的头发越来越少，为了遮挡露出的头皮，她把头发挽成一个发髻，即使这样她也觉得不好意思。为了治疗脱发，她用尽各种各样的生发产品，又涂又洗，还吃过很多药，但是总不见效。

近来她听说中医治疗脱发的效果不错，便去向一位老中医咨询，这位老中医了解到她除了脱发外，还有睡眠不好、手脚心发热、心烦、舌红无苔、脉细等症，便判断她这是肾阴虚型脱发，因为阴虚导致内热，于是手足心热，睡眠不安，伤及阴血，造成体内津液不足，无法给予头发足够的营养，才致使头发不断脱落。

针对这种类型的脱发，除了可以用常见的六味地黄丸滋阴补肾外，在饮食上也应该进行适当的调理，黑芝麻就是养护头发的好帮手。

黑芝麻味甘、性平，入肝、肾、大肠经。具有补肝肾、益精血、润肠燥的功效。药用始载于《神农本草经》，被列为上品，被认为能"主伤中，虚羸，补五内，益气力，长肌肉，填脑髓"。而且"久服，轻身不老。"《本草纲目》也称它能"补肝肾，润五脏，滑肠"。

现代药理学指出，黑芝麻中的维生素E含量非常丰富，维生素E可延缓衰老。强壮身体，益寿延年，滋补肝肾，润养脾肺，治疗肺阴虚的干咳、皮肤干燥及胃肠阴虚所致的便秘，产后阴血不足所致的乳少。

中医认为，"肾其华在发"，黑芝麻具有很好的滋阴润燥、补肝益肾效果，对于防治脱发也自然颇有效果。

下面就为大家介绍两款可以去除肾火、防止脱发的黑芝麻美食。

1.黑芝麻桑葚糊

材料：黑芝麻50克，桑葚50克，大米100克，白糖适量。

制法：把大米、黑芝麻、桑葚分别洗净，加入少量水，放入搅拌机中打成浆。在砂锅中加入适量清水，水开后，把打好的米浆倒入，加入白糖调味，煮至黏稠呈糊状即可。

功效：这款膳食能够滋养肝肾、润燥滋阴、祛湿清火，适用于须发早白、脱发、体虚羸弱等症。

2.黑芝麻核桃粥

材料：黑芝麻50克，核桃仁50克，大米100克。

制法：先把黑芝麻洗净，核桃仁切成碎末，大米淘洗干净后放入锅中，加入适量清水，煮开后加入黑芝麻和核桃碎，转小火熬煮成粥。

功效：此粥能够乌发润燥、滋阴补肾、养肝补血，适用于肝肾阴虚引起的脱发、五心烦热、睡眠不安等症。

需要注意的是，若是将黑芝麻炒食的话会比较燥热，素体热者食后易引起牙痛、口疮、出血等，应慎用。

患有慢性肠炎、便溏腹泻者忌食黑芝麻。另外，乳腺癌等忌用维生素E的患者也不能大量食用黑芝麻。

护发秘诀，多喝养生汤

一个人头发的枯荣，在一定程度上反映出人体的营养健康状况。除去生理性衰老引起头发的变化之外，人们通常认为头发浓密、乌黑、有光泽，说明营养状况良好；反之，头发稀疏、枯黄、无光泽，且大量脱落、折断，则是营养欠佳的表现。因此，人们需要多食用一些营养均衡丰富的食物，最好的方法就是煲汤，让营养被我们吸收得更加充分。我们先为大家介绍一款营养丰盛的牛骨汤。

材料：牛胸口肉500克，牛棒骨200克，葱头50克，胡萝卜50克，芹菜25克，盐适量。

制法：将牛肉用水洗净，用刀切成3块；牛棒骨用刀砸断，并用水洗净；芹菜去根洗净；胡萝卜和葱头去掉皮，洗净，一切两开，然后再放火炉上，烤成深黄色；再将锅中放入清水3000毫升，同时把牛肉和牛棒骨放入，先在旺火上烧开，随后把血沫撇去，稍煮片刻，然后水煮；同时将盐、葱头、胡萝卜、芹菜下锅一起煮。煮2~3小时，肉全熟后，用细布过滤一遍，清除杂质，即可上桌。

功效：牛棒骨中含有丰富的骨胶质，骨胶质内含有丰富的蛋白，可祛脂杀菌，润燥止痒，强健发根，促进头发的新陈代谢，使头发更乌黑亮丽。

另外，在与头发有关的营养因素中，除去能量、蛋白质、维生素外，还有一个不容忽视的因素，那就是微量元素。我们经常食用的海带，除了含有多种维生素、纤维素和矿物质外，其中的碘含量也极为丰富，而碘正是体内合成甲状腺素的主要原料，头发的光泽就是由于体内甲状腺素发挥养发作用的结果。

需要注意的是，由于海带含碘量较多，容易诱发甲状腺肿大。豆腐含皂角苷成分，皂角苷会造成机体碘的缺乏。二者同食，可让豆腐中的皂角苷多排泄一点儿，使体内的碘元素处于平衡状态。这样既有利于头发的健美，也不会损害我们的身体。下面就为大家介绍这款海带豆腐汤。

材料：豆腐100克，海带20克，菠菜50克，盐3克，香油1克，味精2克，大葱3克，胡椒粉1克。

制法：将豆腐洗净切丁，菠菜洗净切段，海带洗净沙泥切丝；锅内放入开水，加豆腐丁、海带丝、葱花；待水沸时放菠菜；煮片刻后加盐、味精、胡椒粉、香油，盛入碗内即可。

功效：此菜可排毒养颜、乌发润发，是养生佳肴。但需要注意的是，海带性寒，脾胃虚寒者忌食。患有甲亢的女性朋友不要吃海带。孕妇、乳母不宜吃过多海带。

滋润秀发，水果显神奇

如同人们的皮肤一样，头发也需要经常的滋润和营养，而天然的植物，尤其是水果中的营养成分相对更容易被人体所吸收。所以，当我们在面对各式各样蕴涵着丰富滋养成分的新鲜水果时，若是懂得科学运用，便可以使之成为理想的秀发材料。

那么，具体吃哪些水果可以保养头发呢？猕猴桃、杨桃、柑橘、蜜桃和苹果等都有不错的滋养头发的效果。

1.猕猴桃

猕猴桃可谓水果中的营养之王，它富含胡萝卜素、维生素C、精氨酸，除了卓越的抗辐射、抗氧化、抗自由基和抗衰老的本领，还含有大量的ALA酸，可帮助秀发维持水分，防止头发干燥，可全面改善头发状态。

2.杨桃

《本草纲目》中记载：杨桃"主风热，生津，止渴。"杨桃是所有水果中含糖量最高的一种，内含蔗糖、果糖、葡萄糖，同时含有苹果酸、柠檬酸、草酸及B族维生素、维生素C、微量脂肪、蛋白质等多种营养成分，可以帮助体内消化、滋养和保健，对头发具有保湿及增

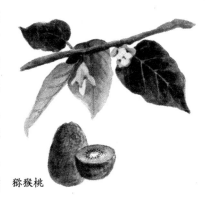

猕猴桃

强弹性的作用，让头发恢复天然美态。

3.柑橘

柑橘也叫作蜜柑，它含有大量的维生素C，而从柑橘皮中萃取的柑橘精油可增强人体免疫力，镇定神经，消除焦虑和心理压力，并具有较强的抗老化功效。柑橘精油运用到护发中，则可以起到清凉提神、去除头屑的作用。

4.蜜桃

蜜桃所含的营养成分有蛋白质、脂肪、糖、钙、磷、铁和B族维生素及维生素C等，具有深层滋润和紧实肌肤的作用，使肌肤润泽有弹性，而且能增进皮肤抵抗力。同时，蜜桃还能给予头发高度保湿和滋润，增强头发的柔软度。

5.苹果

苹果中含有肌肤和头发所需的大量营养，其中苹果酸可以防止皮肤和头发的干燥，维生素C对肌肤具有美白作用，果胶则能够保持肌肤与秀发的水分，另外苹果中的营养成分还能够抑制头皮屑的生长、镇定头皮和止痒。

需要提醒大家的是，虽然多吃猕猴桃、杨桃、柑橘、蜜桃和苹果等水果可以起到滋养头发的作用，但是如果出现了严重的脱发等问题，还是要及时去医院进行治疗，只依靠水果护发解决不了问题的根本。

第四章

《本草纲目》中的长寿之道

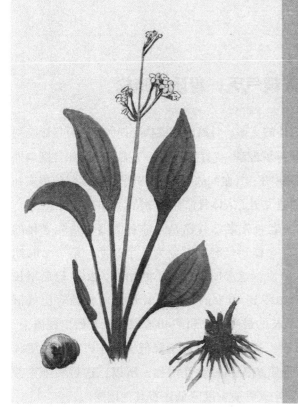

第一节
养筋培骨，拉伸生命的长度

老人精气乏，骨质易疏松

众所周知，骨是人体的支架。骨骼的健康状况如何，将直接影响到人的生命质量。中医很早就发现："骨髓坚固，气血皆从，如是则内外调和，邪不能害，耳目聪明，气血如故。"许多医书里也记载了很多补壮筋骨的方子。这清楚地说明了人体骨骼在生命活动中的重要性。

现代医学认为，人老骨先老，骨骼是人体各脏器中最先老化的器官。骨质从生长发育一直到衰老可以分为三个时期。第一个时期是增长期，是出生至20岁，这个时期骨量不断增加，20岁以后增长缓慢。第二个时期是20岁到40岁的时候，骨量的增长相对比较恒定，30岁的时候，是增长的最高点，到了40岁以后就开始出现流失。第三个时期是40岁以后，这时骨密度逐渐降低，老年以后骨胶质减少，钙含量降低，使骨质疏松和骨脆性增加。所以，这是一个正常的生理过程。但是，老年人骨质密度降低还有其他因素。

中医认为，五脏之中，肾主藏精，主骨生髓。肾精可以生化成骨髓，而骨髓是濡养人体骨骼重要的物质基础，人过了五六十岁，肾气开始减弱，肾精不足，骨头中的骨髓就会相对减弱，进入一种退化的状态；骨髓空虚了，周围的骨质就得不到足够的养分，就会退化，发生骨质疏松。

尽管骨质疏松是人体一种正常的生理过程，但它并不是不可避免的。如果我们从少年开始，特别是在进入骨骼发育并逐渐定型的成人阶段，每天保证足够的身体锻炼，并坚持饮用牛奶或食用富含钙质的乳制品，那么当我们步入老年后，骨质疏松大多是能够预防的。

当然，对于那些已经出现骨质疏松的老年人，也并非不能挽救，从以下几个方面进行调理，骨质疏松症是完全可以缓解的。

首先，治疗骨质疏松重在养肾。"肾主骨生髓，脑为髓之海"，肾精充盈了，骨髓、脑子就得到补充了。所以，平时可以多喝一些骨头汤，最好是牛骨汤，因牛骨中含大量的类黏蛋白。

这里就为大家介绍一款桑葚牛骨汤。

材料：桑葚25克，牛骨500克，黄酒、白糖、生姜、葱各适量。

制法：将桑葚洗净，加黄酒、白糖少许蒸制；另将牛骨置锅中，水煮开锅后去浮沫，加入姜、葱再煮。至牛骨发白时，加入已蒸制好的桑葚。开锅后去浮沫，调味后即可饮用。

功效：桑葚子为补血的药材，其性不温而寒，味甘，能补肝、益肾、熄风、滋阴。中医认为它可治肝肾阴亏、消渴、便秘、目暗、耳鸣及关节不利，因而此汤有滋阴补血、益肾强筋之功，适用于骨质疏松症，同时还可用于更年期综合征。另外对肝肾阴亏引起的头晕、失眠、耳聋、神经衰弱也颇有疗效。

熬汤时，要把骨头砸碎，使骨中的类黏朊和骨胶原的髓液溶解在汤中。除了牛骨汤外，骨质疏松患者还可以多吃一些坚果，如核桃仁、花生仁、腰果等，这些果实都是植物的精华，有很强的补肾作用。

其次，治疗骨质疏松还要注意补钙。骨量的维持在很大程度上与营养及合理摄入的矿物盐密不可分。养成合理饮食的良好习惯，多吃含钙食物，对骨的发育和骨峰值十分重要。一般来说，口服是大家主要的补钙方式，但每次服用的量不要过多，可分多次服用。依据我国营养学会的推荐标准，成年人每日补钙要达到800毫克，50岁以上的人最好能达到1000毫克。最佳服用时间是饭后半小时，晚上服用效果更佳。

但相对于钙片、钙奶等，我们的日常食物才是更健康的钙质来源。《本草纲目》中就记载了许多含钙量很高的食物，例如，红薯、虾等。

除了食补外，对于骨质疏松者，多参加体育活动也是必不可少的调理方式，根据老年人的身体特性，体育锻炼可以走路为主。随着年龄的增长，运动减少也是老年人易患骨质疏松症的重要原因。进行适当的锻炼，肌肉对骨组织会产生一种机械应力的影响，肌肉发达则骨骼粗壮。因此，在青壮年时期，应尽量参加多种体育活动。到了老年期，最好的锻炼是每天走路，走到什么时候呢？走到身上微微有汗，气血开始运动起来就行了，这时内在的废弃物已经排出，这就达到目的了，不需要走到大汗淋漓为止。

最后需要指出的是，骨质疏松的治疗不是任何一种药物或方法单独使用就能达到明显疗效的，它需要根据患者的具体情况综合用药，并结合饮食调补、体育运动、防止跌伤等，才能进行全面的治疗。

强筋健骨，汤粥食疗

骨质疏松困扰着众多老年人和绝经后的女性朋友，骨头变得疏松脆弱，容易骨折和劈裂。

俗话说得好："民以食为天。"要想强健筋骨，多吃些富含营养，尤其是富含钙质的食物才是最佳选择。当我们自己或身边的亲人、朋友有了骨质疏松的征兆后，应及时注意饮食上的营养搭配，强健筋骨，祛病延年。

下面的食疗方，是根据《本草纲目》所记载的一些强身健骨的食物，加上现代医学的研究成果所组成，对骨质疏松等筋骨症状具有十分显著的疗效。

1.鱼头炖豆腐

材料：鲢鱼头500克，豆腐块500克，生姜、蒜瓣、食醋、精盐、麻油各适量。

制法：先将鱼头去鳃，洗净，从鱼骨中间横向剁成2大块，放入砂锅中，加姜片、蒜瓣、食醋和适量清水，用大火烧开，改用小火炖45分钟，加入豆腐块、麻油、盐，再炖10分钟，至豆腐入味即可。

功效：在这款菜品中，鱼头和豆腐中均含有较高的钙质，有利于补充人体钙元素。

2.甲鱼杞参汤

材料：甲鱼1只，枸杞子30克，西洋参5克，熟地10克，调料适量。

制法：将甲鱼宰杀，去肠杂、头、爪及甲壳，洗净切块，与洗净的枸杞子、西洋参、熟地共置砂锅内，加水炖1小时，调味，吃肉喝汤。

功效：此汤可滋补肝肾。适用于肝肾阴虚型骨质疏松症患者。

3.核桃补肾粥

材料：核桃仁、粳米各30克，莲子、山药、黑眉豆各15克，巴戟天10克，锁阳6克。

制法：将上述材料洗净，黑眉豆可先行泡软，莲子去心，核桃仁捣碎，巴戟天与锁阳用纱布包裹，同入砂锅中，加水煮至米烂成粥，捞出药包，调味，酌量食用。

功效：此粥可补肾壮阳、健脾益气。适用于脾肾两亏的骨质疏松症患者。

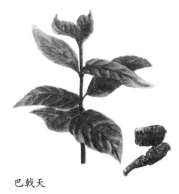

巴戟天

除了上述这些，还有很多草药、食物也都具有强健筋骨、祛病延年的功效，需要大家在日常生活中多多发现。

猪皮续断汤，让老人更有骨气

《本草纲目》中就记载猪皮能"治少阴下利、咽痛"，具有补肾健脾、润肤抗衰的功效。

猪为五畜之一，它的很多器官对人体都十分有益，红烧猪蹄、炖猪肘子、回锅肉、糖醋里脊都是十分有名的菜，也是中医食疗的重要组成部分。中医认为猪的全身都是宝，猪肉、猪胆甚至猪皮等都有很高的药用价值。

这里就为大家介绍一下神奇的猪皮。猪皮味甘、性凉，有滋阴补虚、清热利咽的功效。现代医学认为，猪皮、猪蹄等富含胶原蛋白，对养护皮肤非常有好处，所以很多爱美的人士对猪皮十分青睐。

另外，医学研究还发现，经常食用猪皮或猪蹄有延缓衰老和抗癌的作用。因为猪皮中含有大量的胶原蛋白，能减慢机体细胞老化。尤其对阴虚内热，出现咽喉疼痛、低热等症的患者食用更佳。

对老人来说，猪皮的最大作用莫过于它所富含的骨胶原蛋白，这对人体的软骨、骨骼及结缔组织都具有重要作用。这里就为大家介绍几款猪皮美食。

1.猪皮续断汤

材料：鲜猪皮200克，续断50克。

制法：取鲜猪皮洗净去毛、去脂、切小块，放入蒸锅内，加生姜15克，黄酒100克，食盐适量；取续断煎浓汁加入锅内，加水适量，文火煮至猪皮烂为度，即可食用。

功效：续断有强筋健骨、益肝肾等作用。此粥有利于减轻骨质疏松引起的疼痛，延缓骨质疏松的发生。

2.红枣猪皮脚筋汤

材料：猪肉皮100克，猪蹄筋30克，干枣50克，盐3克，味精1克。

制法：先将猪皮刮去皮下脂肪，洗净，切片；猪脚筋用清水浸软，洗净，切小段；红枣，洗净。然后把全部用料一齐放入锅内，加清水适量，武火煮沸后，文火煮一小时，调味即可。

功效：此汤可滋阴补虚、强健筋骨。

3.当归猪皮汤

材料：当归10克，川芎10克，红枣15克，鲜猪皮300克，精盐、姜片、葱段、料酒各适量。

制法：先将猪皮洗净，入沸水中氽一下，洗净剁成小块，将药材入炖锅，加入猪皮、葱姜及适量的水炖熟，点入料酒、精盐调味即可。

功效：这款汤中，当归补血、活血，川芎行气，红枣健脾，猪皮富含胶质，可补充皮肤胶质。故此汤能延缓容颜衰变，保持皮肤红润光滑且有弹性。

需要注意的是，外感咽痛、寒下利者忌食猪皮。患有肝部疾病、动脉硬化、高血压病的患者也应少食或不食为好。

续断，神奇的"接骨草"

古时候有一侠女，因经常为平民百姓打抱不平，遭到歹徒盗匪的嫉恨。一次，盗贼趁她怀孕时身手不便，就对她下了毒手，幸亏乡邻们及时赶到，盗贼仓皇逃去，但侠女已筋伤肉损。一位走乡串户的郎中给她开了处方：续断5钱、桑寄生5钱、阿胶珠3钱、苎麻根1两，服后可伤愈胎安。

后来，郎中将此方制成丸药，取名"还魂丹"，治愈了许多跌打损伤、滑胎流产的危难病人，名声传遍了山村。开药铺的恶霸知道后，设宴邀请郎中，求他传授制丹秘法，却遭到拒绝。恶霸翻脸抢走了药葫芦，还把郎中打伤，扔出门外。郎中忍着剧痛，爬到山上挖了些药草吃下，很快又能走乡卖药了。狠毒的恶霸后来又把郎中的一条腿打断，扔到山沟里，被一砍柴小伙子救起。郎中让小伙子挖来一种

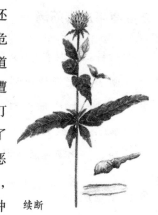

续断

野草，经过服药调理，郎中的伤又好了。他告诉小伙子，这种药草叫续断，是治疗跌打损伤、接筋续骨的良药。

这个故事虽然传说的成分比较大，但不可否认的是，续断的强壮筋骨、续折接骨功效十分突出，否则它也不会得名"续断"了。

续断又名川断、和尚头、山萝卜等，是多年生草本植物续断或川续断的根。其味苦，性微温，归肝、肾经，有补益肝肾、强壮筋骨、接骨疗伤、安胎止漏的功效。临床常用于肝肾不足、腰膝酸痛、跌打损伤、筋断骨折，以及肾虚遗精、胎动胎漏等症。

续断最主要的功用是补肝肾，壮筋骨。而且与杜仲同用可治疗腰肌劳损、骨质疏松、骨质增生、骨坏死和外伤后遗症。我们知道，骨质疏松、骨质增生、骨坏死等均是骨质的器质性病变。续断、杜仲虽然不能从根本解决骨质的这些病变，但可以明显改善症状。

续断对于各种风湿病，关节酸痛，不论是外感，或是内伤，都有一定治疗效果；对于类风湿关节炎、骨关节炎，续断并不能止其疼痛，但在控制炎症肿痛的基础上，早期使用续断与接骨木，可以保护骨质。

老人因为肾虚体弱，常会出现腰腿酸痛等症状，此时可使用续断草加以调理：

材料：川续断、川杜仲、怀牛膝各等份。

制法：共研细末，每服9克，温酒或温开水送服。也可用续断、

杜仲各9克，狗脊、菟丝子各12克，水煎服。

　　当然，除此之外，续断还可以与其他中草药配伍，治疗多种疾病。但需要注意的是，泻痢初起忌用续断。另外，续断作为一味中草药，如何使用还应咨询医生，不可自己盲目尝试。

芍药甘草汤，养血柔筋解痉

　　传统中医学认为，腰酸背痛腿抽筋其实是寒邪伤人的一个典型特征。抽筋，也即痉挛，在寒的属性里叫收引。收引就是收缩、拘急的意思。当我们的肌肤表面遇寒，毛孔就会收缩，寒邪进一步侵入经络关节，经脉便会拘急，筋肉就会痉挛，导致关节屈伸不利。要想解决痉挛的问题，关键在于柔筋缓急，从这点来看，芍药甘草汤是个不错的选择。

　　芍药性味酸寒，甘草性味甘温，而中医理论认为酸甘化阴，因此芍药、甘草历来被奉为经典的配伍。芍药甘草汤能够养血柔筋、缓急解痉，适用于老年人中多见的血虚津伤的小腿抽筋等症。《朱氏集验方》中把它称作"去杖汤"，可以看出它对筋骨，尤其是腿部肌肉和筋骨有补益作用。

　　芍药甘草汤里的芍药为白芍，因为赤芍的主要作用是活血散瘀，而敛阴的作用很弱。白芍苦、酸、甘，微寒，可养血敛阴、滋润筋脉，又可柔肝、缓急、止痛。《神农本草经》说它"主邪气腹痛，除血痹，破坚积，寒热疝瘕，止痛"。

　　甘草入药历史悠久，早在两千多年前，《神农本草经》就将其列为药之上乘。南朝医学家陶弘景还将甘草尊为"国老"，说："此草最为众药之王，经方少有不用者。""国老"，即帝师之称。把甘草推崇为药之"帝师"，其原因正如李时珍在《本草纲目》中所说："诸药中甘草为君，治七十二种乳石毒，解一千二百草木毒，调和众药有功，故有'国老'之号。"我们可以看出，甘草性甘缓，可与众药配伍，与芍药配伍时，甘草除了能够调和芍药，而且它自身也可以缓急止痛，所以二者合用效果更好，算是缓急止痛的最佳配伍，被历代医家推崇。

芍药甘草汤是治疗脚挛急的主方，古代称小腿为脚，所以脚痉挛其实指的是小腿痉挛。对老年人来说，随着时间的流逝，精气日益衰少，身体也愈发虚弱，加上肝中所藏的血量减少，致使对身体的给养不足，而筋脉功能正常与否和肝脏有密切联系，再加上对外界的抵抗力下降，所以老年人很容易发生小腿痉挛等症，一时疼痛难忍，屈伸不利，需要用力搓或者捂热后才可以慢慢缓解。而芍药在这个方子里负责养血养肝、收敛津液，这从根本上有助于筋脉的保健，助其舒展和屈伸。而味甜且有缓急止痛功效的甘草，可在身体拘急紧张疼痛厉害时加以缓和。二者合一，酸甘化阴，使得这款芍药甘草汤养血柔筋、缓急解痉的功效十分突出。

当然，除了小腿，本方还可以治疗很多部位的挛急疼痛，如胃痉挛、肠痉挛、胆道括约肌痉挛、输尿管痉挛、膈肌痉挛、支气管痉挛等脏器平滑肌的痉挛，因此本方还可以治疗胃炎、肠炎、胆囊炎、不安腿综合征、坐骨神经痛、磨牙、面肌痉挛以及妇科炎症的腹痛、痛经等。

芍药甘草汤

材料：芍药12克，甘草12克。

制法：将上述2味药加水600毫升，煮至300毫升，去渣滓，每日1剂，分2次服用。

功效：养血柔筋，缓急解痉。

但配药的具体使用比例也可根据病情不同而调整，大家请谨遵专业医师的建议，不可随意自行尝试。

另外，此方忌生冷、辛辣、油腻之物，若是患者舌苔发白甚至往下滴水，此方忌用。

此外，治痉挛一定不能忘了防寒。在防寒的基础上服用芍药甘草汤才能事半功倍。因此，平时我们应多注意补钙，多晒太阳，注意局部保暖，也要注意不要盘腿、跷二郎腿，否则有可能会影响血液的循环，引起肌肉痉挛。

第二节
掌控冷暖，保留元气现活力

万物有阴阳，认清食物和体质

在中国古代医学家的观念中：自然界的任何事物都是分阴阳的，食物当然也是如此。李时珍提倡的食补之法，也同样要求认清食物的属性和食用者的体质。

中医从食物的外形与味道，食物进入人体产生的寒热、温凉作用，向上向外或向下向内作用的方向，以及食物生长的地点、气候、季节的不同，来判断食物的阴阳属性。

一般来说，区分食物的阴阳有4个小原则：

1.辨味道

具有苦、辛味的生姜、紫苏、韭菜、大蒜、葱类、猪肝等属阳，咸味的鱼类、蛤类、海藻类则偏阴性。

2.看形状

根和茎叶相比属阳，茎叶属阴。因此，牛蒡、洋葱、人参、藕、红薯、芋头、土豆等根茎菜属阳。在根茎菜中，牛蒡的阴性较强，藕和芋类的阴性也比较强。萝卜虽是根茎菜，但由于含水分较多，其性也属阴。白菜、菠菜、卷心菜等叶菜和含水分较多的黄瓜、茄子、西红柿等果菜与根茎菜相比，皆属阴。不过，卷心菜由于靠近根部，水分较少，在叶菜中，却偏于阳性。

3.看生长环境

生产于温暖的地区及塑料大棚中的食物属阴，这些场所以外的地方生产的食物属阳。因此，土豆、大豆等生长在寒冷地方的食品属于阳性，而香蕉、西瓜、甘蔗等生长在温暖地方的食物属于阴性。海洋中的海产品属于阳性，而陆地上产的肉类食品及普通的植物食品，属于阴性。

4.看季节

食物的盛产期在冬季还是在夏季决定了其阴阳属性。比如盛产于夏季的西瓜、西红柿、茄子等食物与盛产于冬季的胡萝卜和藕相比较，当然应属阴性。

上述说法还是不够直观，下面我们就为大家列一个简单的食物属性表。

	粮豆类	瓜菜类	水果类	肉蛋奶类	水产类
温热性	面粉、豆油、酒、醋等	大葱、生姜、大蒜、韭菜、胡椒、胡萝卜、香菜等	桂圆、荔枝、莲子、核桃、栗子、花生、乌梅、樱桃、石榴、木瓜、橄榄、李子、桃等	狗肉、羊肉、鹿肉等	黄鳝、虾、草鱼等

	粮豆类	瓜菜类	水果类	肉蛋奶类	水产类
平性	粳米、糯米、玉米、黄豆、黑豆、豌豆、赤小豆等	菜花、藕、山药、白萝卜、甘薯、马铃薯、西红柿、南瓜、蘑菇等	大枣、苹果等	猪肉、鹅肉鸽肉、牛奶鸡蛋等	鲤鱼、银鱼、大黄鱼、泥鳅等
凉寒性	小米、荞麦、大麦、绿豆、豆腐、豆浆等	苋菜、菠菜、芹菜、油菜、白菜、冬瓜、黄瓜、甜瓜、西瓜、苦瓜、竹笋、茄子等	梨、草莓、山楂、菱角、柑子、百合、香蕉、甘蔗、柿子等	鸭肉、兔肉、鸭蛋等	鳗鱼等

　　但是，世界上没有纯阴之体，也没有纯阳之体。任何物质总有阴阳两个方面，但阴阳不可能绝对相等，总有差异，而且阴阳之间是可以相互转化的，所以在区分食物的阴阳属性时，要全方位、多方面地考虑食物生长的地带与气候、生长方式与速度、外形大小、颜色、气味、口感、温度、主要化学成分，以及烹饪所需时间的长短等诸多因素，最后才能给食物进行阴阳定性。

　　那么，了解了食物的阴阳属性对我们的日常膳食有什么意义呢？这就需要我们进一步了解自己的体质，因为人的体质也是分阴阳的，我们摄取的食物应该与体质相契合，达到阴阳调和的目的，这样才能在获得食物中充足阴阳的同时，保持平和，改善体质，获得健康。看体质挑选食物也要遵循以下几个原则：

　　（1）阴阳互补原则。一般来说，体质属于阳性的人，应该多吃阴性食物；而体质为阴性的人，则必须多摄取阳性食物，这样才能使身体达到阴阳和谐的状态。

　　（2）变化原则。饮食应该随着季节、性别、年龄、工作特性、机体的个别差异而不断变化。比如，居住在热带气候区的人，在炎热的夏季，要尽可能进食阴性食物；与此相反，我国北方的居民则需要多摄入一些阳性食物。随着年龄的增长，当在机体内冷的能量开始积聚的时候，就应该转向阳性饮食。

（3）当地原则。尽量选择自己所处气候带生长的食品，因为在不同地带生活的人所适合的消化酶是不一样的。一般来说，我们人体内的消化酶，比较适合消化生长于当地气候和土壤的食物。而其他的一些消化酶可能没有或者数量比较少，这就是为什么很多人到了别的地方会水土不服的原因。

只有认清了食物和自己身体的阴阳属性，我们才能根据自身的特质选择最适宜自己的食物，食之有道，食之健康。当然，世界上并没有绝对的纯阳或纯阴之体，因此，我们不能片面地去看待食物和自己的体质。有些食物营养丰富，性质虽偏寒或偏热，但只要换种做法即可食用，所以不宜盲目忌食，错过了美食的同时，也错过了健康；有些人的体质也会随着生活、饮食习惯等慢慢发生改变，所以选择食物也应随之改变。

总之，对于食物及我们自身阴阳属性的了解，都是为我们的健康长寿服务的。所以，我们平时不妨在进食前多注意一下这些食物的属性，选择最适合自己的，这样才能身体健康，祛病延年。

冷热原则：热无灼灼，寒无沧沧

中国人一向讲究"趁热吃"，这是怕吃了寒凉的东西会生病，但是热食也要有限度，不能一味贪热，更不能贪凉，要把握"热无灼灼，寒无沧沧"的原则。古代医家早就指出："热食伤骨，冷食伤肺，热无灼唇，冷无冰齿。"所以，膳食应当注意冷热平衡。这一点，在使用本草为主要食材的食物中尤其重要。

了解食物的属性很重要。比如：热性食物本来就会助长干燥，而到了秋天，赶上"秋燥"，情况就会更严重，如此下来就会伤阴。而调理的方法就要从饮食上着手，少吃辛辣、煎炸的热性食物，多喝白开水，并且吃一些养阴、生津、润燥的食物。

《本草纲目》里说，银耳性平无毒，既有补脾开胃的功效，又有益气清肠的作用，还可以滋阴润肺。百合甘寒质润，善养阴润燥。二者同煮粥食用，是对抗秋燥的最好膳食。

银耳百合粥

材料：银耳、百合、粳米各适量。

制法：将银耳、百合、粳米洗净放入锅中，加清水适量，用文火煮熟。可以加入适量冰糖。每日一次。

功效：补脾开胃，去除秋燥。

从冒着热气的面条，到热乎乎的粥，以及滚烫的火锅，中国人的饮食一直离不开"热"这个字。这是因为亚洲人的体质相对较弱，吃热食可以为身体提供较多的能量，帮助人们御寒保持体温。相比之下，欧美等

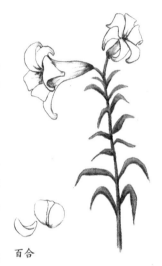

百合

地的人体格更强壮，平时吃的食物本身热量更高，因此对食物温度没有特别的要求，所以他们的饮食结构中冷食较多。但是，现在越来越多的研究显示，饮食过热和食道癌等多种消化道疾病息息相关。如果经常吃烫的食物，黏膜损伤尚未修复又受到烫伤，可形成浅表溃疡。反复烫伤、修复，就会引起黏膜质的变化，进一步发展变成肿瘤。

凉食也并不可取。在炎热的夏天，人们往往会通过吃冷饮的方式来为身体降温，缓解燥热。但总是吃冷饮会伤害"胃气"，降低身体的抵抗力。中医所说的胃气并不单纯指"胃"这个器官，而是包含脾胃的消化（消化食品）、吸收能力，后天的免疫力和肌肉的功能等。

其实，夏天喝点绿豆汤就是很好的清凉解暑方，适当增加白萝卜、莲子、黄瓜、冬瓜、香蕉、橙子等凉性食物的摄入，每天吃点凉

拌菜也是不错的习惯，可以调和体内摄入的高热量、高油脂食物。此外，有关研究证实，喝凉开水对人体大有好处，也是最解渴的饮料。冬季若每天都适当喝点凉开水，还有预防感冒和咽喉炎的作用。

总的说来，最健康、最合适的食物温度是"不凉也不热"。许多家长在给小孩子喂饭时，都会吹至微温后再喂，其实，这个温度对成人来说同样是最合适的。用嘴唇感觉有一点点温，也不烫口最适宜。

同样，人们在饮水时也应该讲究温度。日常最好饮用温水，水温在18℃~45℃之间。过烫的水不仅会损伤牙齿的珐琅质，还会强烈刺激咽喉、消化道和胃黏膜。即使在冬天，喝的水也不宜超过50℃。如果实在怕冷，可以多吃些姜、胡椒、肉桂、辣椒等有"产热"作用的食物，既不会损伤食道，还有额外的保健功效。

泻去湿寒气，身暖才健康

民间有句老话，"千金难买春来泄"。民间智慧博大精深，这句话简单通俗地解释了一个重要的中医理论。因为春天天气潮湿，身体易积聚水分，很容易将湿气和寒气郁结在体内。同时冬天吃了不少丰脂食物，也在体内积存。这些东西瘀滞在人体内，会给五脏六腑带来负担，只有把这些湿气和毒素都排出，让我们的身体重新温暖起来，才是"千金难买"的健康生活之道。

《本草纲目》中记载了很多可以祛湿的食物。首先说米酒，《本草纲目》说它"行药势，通血脉，润皮肤，散湿气，除风下气"，而且米酒味道香浓，晚饭前喝一点米酒既能调节胃口，又能散去体内湿气。

其次是水牛肉，《本草纲目》说水牛肉"安中益气，健强筋骨，消水肿，除湿气"。如果你发现自己的身体水肿，不妨也多吃一点牛肉。

除了这两种食物以外，祛湿排毒的办法还有很多。首先你得多喝水。很多人都不理解，不是要把体内的湿气排出去吗，怎么还能喝水呢？实际上水是最好的排毒载体。不要以为春天潮湿，就不需要补充水分。身体里没有水分的话，连厕所都不用去了，还怎么排毒？喝水是最简单有效的排毒办法。但是不要喝凉水，以温开水为宜。早上喝一杯水是很好的养生之道，不过不能喝凉水。因为早上阳气刚刚生发，这个时候灌下一大杯凉水，就会打消身体的阳气。

而要温暖身体，就不能少了生姜。200种医用中药方中，75%都使用了生姜。因此说"没有生姜就不称其为中药"并不过分。

《本草纲目》中说姜能够治"脾胃聚痰，发为寒热"，对"大便不通、寒热痰嗽"都有疗效。吃过生姜后，人会有身体发热的感觉，这是因为它能使血管扩张，加快血液循环，促使身上的毛孔张开，这样不但能把多余的热带走，同时还可以把体内的病菌寒气一同带出。所以，当身体吃了寒凉之物，受了雨淋，或在空调房间里待久后，吃生姜就能及时排出寒气，消除因肌体寒重造成的各种不适。而红茶具有高效加温、强力杀菌的作用，生姜和红茶相结合，就成了驱寒祛湿的姜红茶。

姜红茶

材料：生姜适量，红茶一茶匙，红糖或蜂蜜适量。

制法：先将生姜磨成泥，放入预热好的茶杯里，然后把红茶注入茶杯中，再加入红糖或蜂蜜即可。生姜、红糖、蜂蜜的量可根据个人口味的不同适当加入。

功效：可泻除湿寒、温暖身体。

需要注意的是，患有痔疮或其他忌辛辣病症的人，可不放或少放姜，只喝放了红糖和蜂蜜的红茶，效果也不错。

当然，能提高体温的食物还有很多，葱类蔬菜能净化血液，促进血液循环，最后达到使身体变暖的效果。常见的韭菜、葱、洋葱、大蒜、辣椒都属于葱类蔬菜，它们都有化瘀血和提高体温的作用。我们平常做菜时可以适当加一点葱类蔬菜来温暖我们的身体。

猪瘦肉，夏季滋阴润燥佳品

夏季高温炎热，对许多人来说，夏天食欲不佳，只吃蔬菜水果完全清淡的饮食。其实，夏季高温使营养素和水分大量流失，因此，夏季饮食更要注重营养。猪瘦肉含有丰富的蛋白质及脂肪、碳水化合物、钙、磷、铁等成分，可以成为夏季进补的主要食物。

中医认为，猪肉性平、味甘，具有润肠胃、生津液、补肾气、解热毒、补虚强身、滋阴润燥、丰肌泽肤的功效，可作为病后体弱、产后血虚、面黄羸瘦者的营养滋补品。猪肉煮汤饮下可补由于津液不足引起的烦躁、干咳、便秘和难产等。

关于猪瘦肉的烹饪方法，相信不管是饭店厨师，还是家庭主妇，都能说出许多种做法，真可谓花样繁多。但是爆炒猪瘦肉是很好的选择，因为猪肉中的B族维生素属于水溶性维生素，红烧或者清炖营养素比较容易在汤中流失，而且烧、炖的烹饪时间较长，营养素流失更多。爆炒的时候尽量搭配一些纤维素含量高的蔬菜，这样可以增加肠蠕动，减少脂肪的吸收。比如芹菜、春笋、冬笋，都是炒肉丝的好搭配。猪瘦肉与香菇一起烹饪较好，香菇中含有的丰富的食物纤维，会抑制猪肉中的胆固醇被人体吸收。下面来介绍两款猪肉的做法：

1.香芹肉丝

材料：芹菜、猪瘦肉各适量，红萝卜适量，大蒜、淀粉、料酒、生抽、猪油各适量。

制法：先将芹菜剥去老茎，摘去叶，切段；猪瘦肉洗净切丝。再将猪瘦肉加入蒜（略拍）、生抽、淀粉、盐，腌片刻待用；烧油锅，放芹菜炒熟盛起。之后烧油锅，加入蒜末爆香，放肉丝，加红萝卜丝、芹菜，勾芡汁，即可。

功效：芹菜含酸性的降压成分，且含铁量较高，常吃些芹菜有助于清热解毒，去病强身；加上滋阴润燥的猪瘦肉，对老人在夏季的保健十分有益。

2.香菇炒肉

材料：猪瘦肉、鲜香菇各适量，猪油、盐、味精、料酒、大葱、淀粉、姜、花椒粉、胡椒粉各适量。

制法：先将猪瘦肉和香菇分别切片，肉用盐、料酒、淀粉拌匀，再用料酒、味精、葱、姜、汤、花椒面、胡椒面、淀粉、水兑成汁，炒锅烧热注油，油热后即下肉片，边下边用勺推动，待肉丝散开，待炒出味后放入香菇炒几下，再倒入兑好的汁，待起泡时翻匀即可出锅。

功效：香菇降低人体有害胆固醇的作用不可小觑，同时，它还对心血管系统有良好的保护作用。对防止动脉粥样硬化、降低血压等均有不错效果，加上润肠补肾的猪瘦肉，使得此菜对老年人来说大有裨益，既能清肠清热，又能有效降低胆固醇。

需要注意的是，食用猪瘦肉也有许多禁忌：

猪肉性冷，因此手脚冰冷或消化系统薄弱的人应少吃。此外，猪肉不宜与性温的食物如人参、蜂蜜、蜂王浆、鳗鱼、黄花鱼等混吃。在食用猪肉后不宜大量饮茶。因为茶叶的鞣酸会与蛋白质合成具有收敛性的鞣酸蛋白质，使肠蠕动减慢，延长粪便在肠道中的滞留时间，不但易造成便秘，而且还增加了有毒物质和致癌物质的吸收，影响人体健康。

从本草用药的角度讲，服乌梅、大黄等中药时禁食猪肉。据《本草纲目》中记载：猪肉"反乌梅、桔梗、黄连，犯之令人泻泄；反苍耳，犯之令人动风；和百合、吴茱萸食，发痔"。在食用以上药物时均不宜食用猪肉。

萝卜，冬日温补良方

民间有句谚语"冬吃萝卜夏吃姜，不用医生开药方"，很多人可能会不明白，为什么冬天很冷还要吃凉的萝卜，夏天很热为什么还要吃很热的姜呢？

冬天的时候，人体气机慢慢开始外散，到夏天的时候，所有的阳气已经外散到了末梢，就会出汗。由于夏天阳气到了末梢，人体内部就形成了一个寒的格局，就是我们的五脏六腑里面是寒虚的，是阴的格局，所以夏天的时候要吃点热的东西。但是在夏天很多人觉得热，就会喝很多的冷饮，其实这是一种错误的做法。喜欢喝冷饮实际上是胃里有胃寒，热就会出来攻这个寒，所以就会形成一种燥热，而这个时候越喝冷饮就会越渴，喝一点温水反而会更好。冬天吃萝卜的道理跟夏天吃姜的道理正好相反，吃萝卜就是用这种比较清凉通气的东西，把内热的局面稍微通调一下，达到阴阳平衡，这是中医养生的基本原则。

姜我们在前面已经介绍过了，下面我们来具体了解一下萝卜。《本草纲目》中记载，萝卜可消积滞、化痰、下气宽中、解毒，所以萝卜可以用来消解油腻、去除火气，又利脾胃、益中气。因此，冬季多吃一些萝卜，可温中健脾，对健康大有裨益。下面给大家介绍几种萝卜的食疗方。

1.扁桃腺炎：准备萝卜汁100毫升（用鲜萝卜制成），调匀，以温开水送服，每日2~3次。

2.哮喘：准备萝卜汁300毫升，调匀，以温开水冲服，每次服100毫升，每日3次。若与甘蔗、梨、藕汁同饮，则效果更佳。

3.偏头痛：准备鲜萝卜捣烂取汁，加少许冰片调匀滴鼻，左侧头痛滴右鼻孔，右侧头痛滴左鼻孔。

4.治咽喉痛：准备萝卜300克，青果10个，共煎汤当茶饮，每日数次。

当然，萝卜肉多汁浓，味道甘美，作为一般养生食物也是十分不错的，它有多种烹调方法。这里为大家介绍一款萝卜炖羊肉。

材料：羊肉500克，萝卜400克，精盐、料酒、味精、香菜适量。

制法：将羊肉去筋膜洗净切成小方块，将萝卜去皮切成滚刀块。将羊肉块放入开水锅中，用微火煮20分钟后放入萝卜块，加入少许精盐、料酒、味精，煮5分钟后，撒上香菜末即成。

功效：助消化、补脾肾、壮筋骨、增强机体免疫力。

不过需要注意的是，吃萝卜也有一些禁忌。现代医学研究证明，萝卜不能与橘子、柿子、梨、苹果、葡萄等水果同食，因为萝卜与这些水果一同摄入后，产生的一些成分作用相加形成硫氰酸，会抑制甲状腺，从而诱发或导致甲状腺肿。

此外，萝卜性凉，脾胃虚寒者不宜多食萝卜。

梨子性寒凉，体寒应少吃

梨子，自古就有"百果之宗"的雅称。我国栽培梨子距今已有3000多年的历史。众所周知，梨子是滋润嗓子的上品。

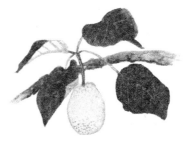

梨性味甘凉，入肺胃经，它的药用价值很高。《本草纲目》中记载："梨者，利也，其性下行流利。"它有润肺清燥、止咳化痰、养血生肌的作用。因此，对急性气管炎和上呼吸道感染的患者出现的咽喉干、痒、痛、音哑、痰稠、便秘、尿赤均有良好疗效。患者吃

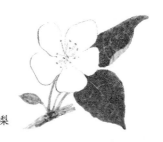

梨

梨，可以生津解渴、润肺去燥、清热降火，作为辅助治疗，对恢复健康大有裨益。

用雪梨、蜂蜜（或白糖）熬制而成的雪梨膏，是止咳化痰的良药，因其甘凉甜美，深受患者欢迎，尤其适合儿童服用。关于梨膏的推广，还有一段有趣的故事。据说，唐武宗李炎患病，口干面燥，心热烦闷，

请天下名医调治，终不见效。后来青城山邢道人路过，被诏诊治。邢道人就按上方熬制成雪梨膏，唐武宗服后，果然痊愈，于是雪梨膏随邢道人的名声一齐大振。梨膏从此兴盛起来，一直流传至今。

近年来，科学家还指出，吃梨对高血压病患者也大有裨益。梨不仅能降低血压，清热镇静，还可以减轻头晕目眩、心悸耳鸣等症状。梨的营养丰富，能保护肝脏，帮助消化，所以也常作为肝炎和肝硬化的辅助治疗。这里就为大家介绍两款梨子做成的美食。

1.银贝雪梨汤

材料：水发银耳20克，川贝母5克，雪梨1个，冰糖20克。

制法：水发银耳去杂洗净，将银耳、川贝、雪梨、冰糖放入小碗内，隔水炖或上笼蒸半个小时即成。

功效：此汤有清热润肺和止咳化痰的作用，适用于肺热咳嗽、阴虚咯血、干咳无痰等病症。

2.雪梨鸭汤

材料：雪梨2个，荸荠100克，鸭肉250克。

制法：雪梨去皮、核，切片，荸荠去皮切片，加鸭块肉同煮，每周服用1次。

功效：此汤具有清热、养阴、益肝的作用，适用于慢性肝炎属阴虚内热者。

不过，梨子虽好却性质寒凉，并不能适应所有体质的人食用。

梨子虽能清心润肺，但体质虚寒、寒咳者不宜吃。如果要吃，就必须隔水蒸，或者做成汤，或与药材清炖亦可。同时，患有胃寒、腹泻者忌食生梨；妇女产后、小儿出痘者也不宜食用。又因为梨性寒，一次也不宜多吃。尤其脾胃虚寒、腹部冷痛和血虚者，不可以多吃，否则易伤脾胃、助阴湿。

民间流传以喝梨水偏方治咳嗽。咳嗽是冬季感冒的主要症状，遇冷风或半夜天寒喉痒而咳嗽等均属寒性感冒，梨子属寒，感冒咳嗽吃梨寒上加寒，会越吃越咳。另外，感冒时应补充大量维生素C，但诸如橘子、猕猴桃等富含维生素C，却属寒凉性食物，对寒性病症的感冒患者，不宜食用；橙子含有丰富的维生素C，且属于平性食物，可以多食用。

此外，不同种类的梨子寒性程度也大有不同。例如鸭梨就偏寒，跟小巧玲珑的香梨和个子较大的贡梨寒性差不多，然而皮粗的沙梨和啤梨，则更寒凉。一般来说，入药的主要是鸭梨和雪梨，请大家在购买时留心选择。

不过，梨子若是炒着吃，寒性就会小很多，烹饪时还可加些葱姜，提香祛寒。这里就为大家介绍一下炒梨的做法。

材料：梨，鸡肉适量，葱、姜、蒜、盐、糖、味精、鸡精、料酒各少许。

制法：先将梨洗净后，削皮挖核，切成细丝备用。把鸡胸肉切块，用盐腌十几分钟后，入蒸锅内蒸熟，然后把鸡肉撕成细丝备用。再把油倒进锅中，烧热后，把切成丝状的姜、葱、蒜倒进锅中爆炒，再把鸡丝倒进锅内，加少许盐、糖、味精、鸡精和料酒翻炒。最后把梨丝倒进锅中翻炒几下装盘即可。

功效：清心润肺，止咳化痰。

最后需要提醒大家的是，像梨子这样营养丰富但偏性较重的食物还有很多，我们在选择以及食用时要根据自己的体质谨慎选择，这样才能固本培元，强健身体。

葱乃"菜伯"，驱寒暖体

葱，又叫"菜伯"，"伯"就是老大的意思。这个别名说明了中医里葱的地位。潘岳在《闲居赋》里明确将葱列在众蔬之首，如"菜则葱韭蒜芋，青笋紫姜"。葱能补充人体所需的多种元素，因而人们称它为"特殊补品"。

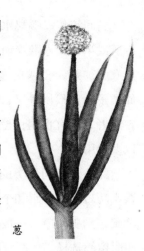

葱

俗话说"常吃葱，人轻松"，可见吃葱有利于健康。但现在人吃葱的方式已经和古人相差很多了。今天葱多为佐料，而古人是把葱当菜吃的，主要是葱白，元代耶律楚材曾在《是日驿中作穷春盘》中写道："匀和豌豆揉葱白，细剪蒌蒿点韭黄。"他将葱白与韭黄并论，足以表明古人对葱白的喜爱。

俗话说"无葱不炒菜"，生活中葱虽然是调味品，但是它的营养价值和药用价值是不容小觑的。葱最常用的一个功效是发汗解表、治风寒感冒。如人们受了风寒，又不太严重，可以用葱白和生姜煮水喝，可治疗风寒感冒。因为葱属温热食物，能抵御寒邪。另外，葱属辛味食物，有通散的特点，能突破风寒包围。

葱还能够外用消毒。古代没有消毒水，那受了外伤怎么办呢？这时葱就能派上用场了。葱所含挥发油中的主要成分是葱辣素，它具有较强的杀菌灭毒功效。唐朝有个骨伤科名医蔺道人，他在书中记载每次在做手术或上药包扎前，都要用葱煮水来冲洗一下皮肉破损的地方，利用的就是葱清洁消毒的功效。

将葱外用还能够止血止痛。其实在过去，葱就被当作金创药来用。隋代僧医梅师的《梅师方》中写道："金疮出血不止，取葱炙令热，抑取汁，敷疮上，即血止"。意思是把葱烧热，或者取汁，敷伤口就能够止血。另外还有人在出血疼痛的时候，把葱白和砂糖一起研成糊状，涂在损伤的地方，用来止痛。

葱内所含的苹果酸和磷酸糖等能兴奋神经系统，因而还可以提高食欲。这里给大家介绍一款葱白粥。

材料：小葱葱白20支，生姜1~3片。

制法：小葱葱白和生姜煎汤，放少许糖，煎15分钟，煎两次，取头汁、二汁。煎100毫升汤，分多次饮服，可连服1~3天。

功效：此粥有散寒、通窍、治疗感冒咳嗽初起之功效。

需要注意的是，体虚多汗者不宜食用葱；记忆力衰减者也忌长久食用葱；慢性皮肤病和慢性胃炎患者忌久食、多食葱。另外，葱不可久煮，否则其挥发油等丧失殆尽，最好用开水烫洗后再吃。

几款御寒粥，寒冬不再愁

每到腊八节这天，几乎家家户户都会熬上一锅香甜的腊八粥。关于腊八粥的来历，有很多种说法，有一种说法认为，腊八粥起源于明太祖朱元璋。

传说，朱元璋小时候家里很穷，给一家财主放牛。有一天放牛归来时经过一座独木桥，牛滑了一下，跌下了桥，将腿摔断。老财主气急败坏，便把朱元璋关进一间房子里不给饭吃。朱元璋很饿，忽然发现屋里有一鼠洞，扒开一看，里面有米、有豆，还有红枣。他把这些东西合在一起煮了一锅粥，吃起来十分香甜可口。后来朱元璋当了皇帝之后，突然有一天又想起了这件事儿，便叫御厨熬了一锅各种粮豆混在一起的粥。吃的这一天正好是腊月初八，因此就叫腊八粥。

腊八粥之所以能流传至今，不仅因为它的美味，更多是因为其养生功效。它所选的食材在《本草纲目》中多能找到，糯米、绿豆、红豆等，都是养生佳品。

同时，养生粥在疾病多发的冬季发挥了重要的保暖保健作用。可以说，食补方面，喝粥是既方便又有营养的选择。下面就为大家介绍几种可防病御寒的保健粥。

1.腊八粥

材料：圆糯米150克，绿豆25克，红豆25克，腰果25克，花生25克，桂圆25克，红枣25克，陈皮1小片，冰糖75克。

制法：先将所有材料用水泡软，洗净；粥锅内注入水，加入所有材料煮开后，转中火煮约30分钟；再放入冰糖调味即可食用。

功效：此粥甜爽可口，营养丰富。

2.鸡肉皮蛋粥

材料：鸡肉200克，皮蛋2个，粳米200~300克，姜、葱、盐等调味品适量。

制法：先将鸡肉切成小块，加水煲成浓汁，用浓汁与粳米同煮。待粥将熟时加入切好的皮蛋和煲好的鸡肉，再加适量的调味品。

功效：此粥具有补益气血、滋养五脏、开胃生津的作用，适用于气血亏损的人。

3.桂圆粟米粥

材料：桂圆肉15克，粟米100~200克。

制法：将桂圆肉洗净与粟米同煮。先用大火煮开，再用文火熬成粥。

功效：桂圆肉性味甘温，能补益心脾，养血安神。此粥适合中老年人在冬季食用。

除了这些以外，还有很多其他粥食、菜汤等对于老人冬季御寒都有不错的效果，大家可以根据自己或家人的喜好进行选择。

当然，除了喝粥御寒外，在寒冬时节，老年人还应从各个方面注意保暖，包括穿着、作息等，并且要适当进行户外活动，如饭后散步、慢跑、早晚跳舞、打太极等，从根本上增强体质，提高抗寒能力。

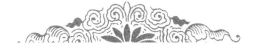

第三节

均衡膳食，延年益寿安享晚年

平衡膳食，为你的健康加油

我们看《本草纲目》，不仅仅要看到"吃什么"，也要重视"怎么吃"。其实，李时珍和中医养生名家们早就提出了一套合理饮食的良方，这与现代医学所提倡的均衡膳食有异曲同工之效。

均衡膳食是一个基本的健康观念，不管你是想强身健体，还是想延年益寿，都需要使身体的营养需要与外部的膳食供给之间保持平衡状态，使食物提供的热能及各种营养素能满足人体生长发育、生理及体力活动的需要，且各种营养素之间保持适宜比例，都是十分重要的。

均衡膳食能为人体提供充足的热量、蛋白质、脂肪、碳水化合物以及充足的无机盐、维生素和适量的纤维素，既满足了人体的各种需要，又能预防多种疾病。

那么，我们如何才能做到均衡膳食呢？主要是要做到以下几点：

1.五谷为养,种类多样

可供人类食用的食物多种多样，各种食物所含的营养成分各不相同。除母乳外，任何一种天然食物都无法提供人体所需的全部营养素。人们的膳食构成必须由多种食物组成，才能满足人体的营养需要，达到营养合理、促进健康、延年益寿的目的。

现在有的人为了减肥，就尽量少吃饭、多吃菜，甚至光吃菜、不吃饭，这是不可取的。中医很早以前就有"五谷为养"的说法，米饭和面食的主要成分是碳水化合物，而碳水化合物是我们身体所需的主要"基础原料"。在合理的饮食中，人一天所需要总热能的50%~60%来自碳水化合物，如果我们每顿都少吃饭、多吃菜，那么就不能摄取足够的碳水化合物来满足人体的需求，长此以往，人就会营养不良，疾病也会不请自来。

因此，我们要遵循以"五谷"为主，多种食物搭配的饮食规则。多种食物主要包括以下五大类：

谷类及薯类：米、面、杂粮、马铃薯、红薯、木薯等，主要提供碳水化合物、蛋白质、膳食纤维及B族维生素。

动物性食物：肉、禽、鱼、奶、蛋等，主要提供蛋白质、脂肪、矿物质、维生素A和B族维生素。

豆类及其制品：大豆及其他豆类，主要提供蛋白质、脂肪、膳食纤维、矿物质和B族维生素。

蔬菜水果类：鲜豆、根茎、叶菜、茄果等，主要提供膳食纤维、矿物质、维生素C和胡萝卜素。

纯热能食物：动植物油、淀粉、食用糖和酒类，主要提供能量，植物油还可提供维生素E和必需脂肪酸。

2.多吃蔬菜、水果和薯类

多吃蔬菜、水果和薯类，对保持心血管健康、增强机体抗病能力、减少儿童发生眼干燥症的危险及预防某些癌症等方面起着十分重要的作用。

蔬菜与水果含有丰富的维生素、矿物质和膳食纤维。蔬菜的种类繁多，不同品种所含的营养成分各不相同。红、黄、绿等深色蔬菜中维生素含量超过浅色蔬菜和一般水果，猕猴桃、刺梨、沙棘、黑加仑等也是维生素C、胡萝卜素的丰富来源。

而水果含有的葡萄糖、果糖、柠檬酸、果胶等物质又比蔬菜丰富。红黄色水果，如鲜枣、柑橘、柿子、杏等是维生素C和胡萝卜素的丰富来源。

薯类含有丰富的淀粉、膳食纤维，以及多种维生素和矿物质，营养也是十分丰富的。但据统计，我国居民近年来吃薯类较少，所以应当鼓励多吃些薯类。

3.常吃奶类、豆类极其制品

奶类除含丰富的优质蛋白质和维生素之外，含钙量较高，且利用率也很高，是天然钙质的极好来源。大量的研究工作表明，给儿童、青少年补钙可以增强骨骼密度，给老年人补钙也可以减缓其骨质流失的速度。因此，我们应多吃些奶类食品。

豆类是我国的传统食品，含丰富的优质蛋白质、不饱和脂肪酸、钙、B族维生素、烟酸等，多吃豆类极其制品对身体十分有益。

4.常吃适量的动物性食物

鱼、禽、蛋、瘦肉等动物性食物是优质蛋白质、脂溶性维生素和矿物质的良好来源。动物性蛋白质的氨基酸组成更适合人体需要，且赖氨酸含量较高，有利于补充植物性蛋白质中赖氨酸的不足。肉类中铁的利用较好，鱼类特别是海鱼所含的不饱和脂肪酸有降低血脂和防止血栓形成的作用。动物肝脏含维生素A极为丰富，还富含B族维生素、叶酸等。

但对于现代人来说，随着生活条件的改善，食用动物性食物已经是家常便饭了，因此很容易忘记适量这一要点，于是常常大鱼大肉，还配以荤油，吃谷类和蔬菜食品却不足，这对健康十分不利。

5.食量与体力活动相平衡

人体的体重和健康息息相关，而进食量与体力活动则是控制体重的两个主要因素。食物为人体提供能量，体力活动则消耗能量。如果进食量过大而活动量不足，多余的能量就会以脂肪的形式积存，使得体重增加，久而久之就会发胖；相反，若食量不足，劳动或运动量过大，则会因能量不足引起消瘦，造成身体抵抗力下降。

因此，人们要保持食量与能量消耗之间的平衡。脑力劳动者和活动量较少的人应加强锻炼，参加适宜的运动，如快走、慢跑、游泳等，而消瘦的人群则应适当增加食量和油脂的摄入，以维持正常的营养需求和适宜体重。

6.吃清淡少盐的膳食

吃清淡膳食有利于健康，少吃咸、甜、油性食物，不要过多地吃动物性食物和油炸、烟熏食物。目前，城市居民油脂的摄入量越来越高，这样不利于健康。我国居民的食盐摄入量也过多。流行病学调查表明，钠的摄入量与高血压发病呈正比，因而食盐不宜过多。世界卫生组织建议每人每日食盐用量不宜超过 6 克。膳食钠的来源除食盐外，还包括酱油、咸菜、味精等高钠食品及含钠的加工食品，我们应该慢慢改变不合理的盐摄入量。

当然，除了上述六条以外，合理、平衡的膳食结构和规律还需要注意很多方面，如多饮水等，这里不再赘述。需要注意的是，平衡膳食并不只是一些条条框框而已，它更多的是一种健康的生活理念。我们最先要培养的是平衡膳食的观念，这样才能在生活起居饮食的每个细节处多加注意，养成良好的习惯，合理进食，科学进补，从而祛病延年、健康长寿。

干稀搭配，让肠胃不再受累

均衡膳食除了包括对各种食物和营养的恰当摄取，也包括摄取食物和营养的方式。有许多人喜欢吃饭时喝些汤汤水水，其实这是一个很好的习惯。民间有句俗话叫"要想肠胃不累，就要干稀搭配"，说的就是这个道理。

吴大爷看到邻居家的小孩子长得白白胖胖，特别羡慕，因为他的小孙子一上饭桌就闹脾气，总说饭菜不好吃不想吃，吃不了几口就走开了，结果长得瘦瘦小小的，看起来一副营养不良的样子。邻居教给张大爷这样一招，每餐多做一些美味的鲜汤，让孩子汤和饭搭配着吃。张大爷试了试，小孙子果然吃得多了。

不光小孩子挑食，大人们平时吃饭时也常有类似的体会，即米饭配炒菜吃起来总觉得干巴巴的，不易下咽。倒不如做些精美的面食，再配上几款美味汤品，干稀搭配，胃肠就觉得舒服多了。

当然，人也不能光吃流质食物。如果光吃稀饭、豆浆、菜汤、米汤等稀食，人体摄入的能量就会不足，也就不能满足日常工作生活的需要，而且长期食用单纯的流质食物，还会使人的咀嚼功能退化。所以，吃饭一定要做到适时喝汤，这样既补充了水分，又增进了食欲，还能让食物容易消化吸收，真是一举三得。其实，《本草纲目》里面提到的食物搭配理念与现代提倡的干稀搭配有异曲同工之妙。

当然，干稀搭配并不是指以汤泡饭，而且正相反，汤泡饭并不科学。有些人喜欢吃饭时将米饭或面食泡在汤里吃，这种饮食习惯并不利于健康。我们咀嚼食物，不只是要嚼碎食物，便于咽下，更重要的是要让唾液把食物充分湿润。因为唾液中含有许多消化酶，有帮助消化、吸收及解毒的功效，对健康十分有益。而汤泡饭由于饱含水分，松软易吞，人们往往懒于咀嚼，未经唾液的消化过程就把食物快速吞咽下去，这样无疑会加重胃的负担，日子久了容易导致胃病的发生。所以，常吃汤泡饭不利于健康。

干稀搭配的早餐可以是稀的热小米粥、热燕麦片、热牛奶、热豆浆、芝麻糊、山药粥、大枣粥等，加上一定量的饼、包子、馒头等主食。需要注意的是，谷类食品消化比较快，2~3小时之后就会感到饥饿，此时可适量摄入一些富含蛋白质和脂肪的食品，如鸡蛋、豆制品、瘦肉等。然后再适当搭配吃些蔬菜、水果等。这样才能既吃得美味，又养护了脾胃，促进了身体健康。

现在不少人有早上自制豆浆的习惯，建议大家不妨将榨豆浆剩下的豆渣与面粉和在一起，做成豆渣饼。豆渣饼含有粗纤维，有助于消化，营养价值也不错，不仅可以"废物利用"，也正好可以和自制的豆浆一起干稀搭配，一举多得。

午餐和晚餐也可以干稀搭配，我们可以根据自己的喜好决定做些什么汤、什么菜来犒劳辛苦了一天的自己和家人。这里为大家介绍一款美味又有营养的鲶鱼鲜汤。

材料：鲶鱼肉200克，小杂鱼200克，芹菜100克，青椒100克，蛋黄1个；葱头1颗，香菜50克，香叶2片，胡椒10粒，白葡萄酒50克，精盐、醋精少许。

制法：先将小杂鱼洗净，切为两片；葱头洗净，切为4块；芹菜、香菜、青椒（切片）洗净切段；鲶鱼肉洗净切成块，备用。再将鲶鱼、小杂鱼、葱头、芹菜、香菜、胡椒放入锅中加清水用文火煮30分钟，再放入青椒煮至微沸即可。此时将蛋黄、醋、酒放在一起拌匀成蛋黄汁。食用时先把蛋黄汁倒入汤盘内，盛汤后搅几下即可食用。

功效：鲶鱼肉质细嫩，刺少，易消化，而且所含蛋白质和脂肪较多，十分适合体弱、营养不良的中老年人食用。

需要注意的是，鲶鱼不宜与牛羊油、牛肝、鹿肉、野猪肉、野鸡、中药荆芥同食。且鲶鱼为发物，痼疾、疮疡患者慎食。

老年饮食"鸳鸯配"，健康长寿才成对

对老年人来说，平衡膳食不仅要保证各种食物、各道菜肴之间的平衡搭配，也要保证每道菜之中的营养搭配。食物的搭配对留住食物的营养成分很重要，搭配得好，不但有利于人体很好地吸收食物中的营养成分，使营养价值成倍增加，并可以减少其中的不良反应，这点对老年人来说尤其重要。相反，如果搭配得不合理，就会引起人体一系列不良反应，使人体内必需的微量元素和维生素吸收大大减少，对身体造成损害。

我们都知道，富含维生素C的食物不能和甲壳类食物如小虾、对虾等同食，否则维生素C会使甲壳类食物中的五价砷化合物转化为有剧毒的砒霜，会使人中毒致死。所以，在日常饮食中一定要注意食物搭配要合理，下面就为大家推荐几种称得上"鸳鸯配"的饮食搭配方案。

1.鸭肉配山药

据《本草纲目》记载，鸭肉滋阴，具有消热止咳之效；山药的补阴功效更强，与鸭肉同食，可除油腻，补肺效果也更佳。对老年人久咳不愈有很好的疗效。

2.羊肉配生姜

羊肉可补气血和温肾阳，生姜有止痛、祛风湿等作用，而且生姜既能去腥膻，又能助羊肉温阳祛寒之力。二者搭配，可治腰背冷痛、四肢风湿疼痛等。

3.甲鱼配蜜糖

甲鱼与蜜糖一起烹调，不仅味甜、鲜美宜人，还含有丰富的蛋白质、不饱和脂肪酸、多种维生素，并有诸如辛酸、本多酸等特殊的强身成分，对老年人的心脏病、肠胃病等有很好的疗效。

4.鸡肉配栗子

鸡肉营养丰富，有造血补脾的功效，板栗也有健脾的功效。将二者合烹，不仅使色香味更好，而且提高了食物的营养价值，使这道菜造血补脾的功效更强。

5.鱼肉配豆腐

鱼和豆腐都是高蛋白食物，但所含蛋白质和氨基酸组成都不够合理。如豆腐蛋白质缺乏蛋氨酸和赖氨酸，鱼肉蛋白质则缺乏苯丙氨酸，营养学家称之为不完全蛋白质，若将两种食物同吃，就可以互相取长补短，使蛋白质的组成趋于合理，两种食物的蛋白质都变成了完全蛋白质，提高了利用价值。

6.猪肝配菠菜

猪肝富含叶酸以及铁等造血原料，菠菜也含有较多的叶酸和铁，同食两种食物，一荤一素，相辅相成，是防治老年贫血的食疗良方。

7.鸡蛋配西红柿

这个搭配我们十分熟悉，想必大家都吃过美味的西红柿炒鸡蛋，但我们却未必明了这种搭配背后的营养规律。鸡蛋中含有丰富的蛋白

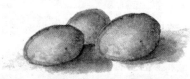

鸡蛋

质和各种维生素，比如B族维生素、烟酸、卵磷脂等，但缺少维生素C，西红柿中含有大量的维生素C，正好弥补了它的缺陷，所以二者放在一起吃能起到营养互补的作用。

8.牛肉配土豆

这种搭配也十分常见，牛肉营养价值高，有暖胃健脾功能，但

肉质较粗糙，有时会影响胃黏膜。土豆与牛肉同煮，不但使味道更鲜美，且土豆含有丰富的维生素U，起着保护胃黏膜的作用。

9.豆腐配萝卜

豆腐属于植物蛋白肉，多食会引起消化不良，叫作"豆腐积"。而《本草纲目》里就介绍了一种能消食的食物——萝卜，它与豆腐伴食，会使豆腐的营养大量被人体所吸收。

由此我们看到，一道菜里的食物搭配非常有讲究，如果对每种食材没有较深入的了解，就不能随意搭配，因为这样很有可能对我们的身体造成伤害，希望大家谨记。

马铃薯，均衡膳食的典范食物

均衡膳食有个重要的原则，就是选择食物时应尽量选择各种营养都比较丰富，同时又不过于偏性的食物。加上膳食原则提到的："应多食五谷和薯类"，这样一来，马铃薯就成了一个很好的选择。

马铃薯又名土豆，是一种粮菜兼用型的蔬菜，与稻、麦、玉米、高粱一起被称为全球五大农作物。在法国，马铃薯被称为"地下的苹果"。马铃薯营养成分齐全，而且易为人体消化吸收，在欧美享有"第二面包"的称号。

中医认为，马铃薯性平味甘，具有和胃调中、益气健脾、强身益肾、消炎、活血消肿等功效。

《本草纲目》中提到马铃薯"性味甘平，有补气、健脾、消炎、解毒之功效"。现代医学则认为，马铃薯富含粗纤维，可促进胃肠蠕动和加速胆固醇在肠道内代谢，具有通便和降低胆固醇的作用，可以治疗习惯性便秘和预防血胆固醇增高。

马铃薯被认为是均衡膳食的上佳食物，原因有以下几个方面：

第一，马铃薯的钾、镁含量高于精白米和精白面粉，是一种碱性食品。而所有的精白米面都属于酸性食品，不利于维持人体内的酸碱平衡。再加之因为马铃薯含钾，适量食用可使中风概率下降。

第二，马铃薯的蛋白质含量高，并富含赖氨酸，只要吃的量足够多，就可以让人获得身体所需的各种氨基酸。

第三，马铃薯含有维生素C，这是精米白面所没有的营养素。

第四，马铃薯含有膳食纤维，而精米白面纤维很少。另外，马铃薯的纤维质地柔软，不会刺激肠胃，各类人群都可以吃。得胃溃疡或肠炎的人也可以放心地吃马铃薯。

第五，马铃薯淀粉在人体内被缓慢吸收，不会导致血糖过高，可用于糖尿病的食疗。

此外，因为马铃薯热能低，并含有多种维生素和微量元素，所以是理想的减肥食品。一直以来，很多人都误认为马铃薯中淀粉含量过高，是容易导致发胖的食品，因此对马铃薯望而却步。其实，从主食的角度来评判，马铃薯的淀粉含量不但不高，而且还有助于人们减肥。这里就为大家介绍两款马铃薯美食。

1.马铃薯泥

材料：马铃薯250克，精油适量，花椒面、酱油、盐各少许。

制法：先将马铃薯削皮，洗净切块，然后放到锅中加水煮，待煮到软熟，再取出用汤匙捣烂成泥备用。将精油放入锅中烧热，再放入调味料花椒面、酱油、盐，最后放入马铃薯泥翻炒即可。

功效：此美食营养丰富，可和胃调中、清火益气，对消化不良、胃炎等有很好的功效。

2.罗宋汤

材料：马铃薯200克，牛肉250克，胡萝卜、番茄、洋葱各100克，蛋2个。

制法：先将马铃薯、胡萝卜、番茄、洋葱分别去皮洗净，并切成小块。牛肉也洗净切块，然后全部放入锅中加水煮，待汤熬浓时，放入蛋煮好即可。

功效：此汤可消食开胃、补气补血、强筋壮体，对慢性胃炎、疲劳、痛风等疗效明显，对老年人来说，是很好的补益调理食物。

马铃薯虽然适宜绝大部分人群，但需要注意的是，已经发芽的马铃薯一定不要吃，否则会使人出现呕吐、恶心、腹痛、头晕等中毒症状，严重者甚至会死亡。所以，如果发现马铃薯有芽眼，一定不要再吃，否则会危害健康。马铃薯在煮或烧之前记得削皮，否则也会影响健康。

豆制品，适当食用可祛病延年

老年人应饮食多样化，适当吃点大豆及其制品对身体十分有益。古人用菽泛指一切豆类，所以会有"不辨菽麦"这个词，用来形容人愚笨无知。而今天所说的大豆则专指黄豆和黑豆。

我们知道均衡膳食应多食五谷，而五谷之中大豆的油脂含量最高，导致其难以消化。吃过炒豆子的人都知道，吃完炒豆很容易胀气、腹痛、不停放屁等，其实就是消化不良。那怎么办呢？难道就此舍弃营养丰富的大豆吗？当然不是，我们聪明的祖先发明了豆腐。我们首先通过浸泡大豆、磨成豆浆，再过滤、煮沸，从而为我们的牙齿和胃减轻负担，也为豆浆在小肠中被酶转化分解创造了条件。如果在煮沸的豆浆中按比例加入卤水，就能制成豆腐。

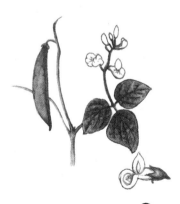

大豆

除了正常食用外，大豆在中医上还有很多妙用。大豆入药已有一千多年的历史，不仅大豆加工成的豆豉是一味重要的中药，甚至发芽后的大豆晒干也可以入药。它还有一个美丽的名字——大豆黄卷，这在《全国中草药汇编》中有明确记载。大豆和其他中草药配合能够治疗很多病症，甚至用大豆和其他植物种子做成的八宝粥都有很好的保健和防病功能。

黑豆居众豆之首，有豆中之王的美称。它含有的蛋白质比牛奶肉蛋等都要高，素有蛋白质之王之称。黑豆为肾之谷，味甘性平，黑归脾、肾经。中医认为，它具有补肾强身、活血利水、解毒、润肤的功效，特别适合肾虚者。

下面让我们来看看最出名的豆制品——豆浆。

豆浆是增强免疫力最天然的食物，《本草纲目》中记载，"豆浆性平味甘，利水下气，制诸风热，解诸毒"。经常为家里的老人准备豆浆，每天一杯能让他们远离骨质疏松，也不会便秘。女性常喝豆浆可以调节体内雌激素与孕激素水平，使分泌周期的变化保持正常，能有效预防乳腺癌、子宫癌和卵巢癌的发生，提高机体的免疫能力。

豆浆适宜四季饮用：春秋饮豆浆，滋阴润燥，调和阴阳；夏饮豆浆，消热防暑，生津止渴；冬饮豆浆，祛寒暖胃，滋养进补。现代医学也证明，豆浆内含丰富的氧化剂、矿物质和维生素，还含有一种牛奶所没有的植物雌激素，可以有效调节女性内分泌系统。每天喝一杯鲜豆浆，可明显改善女性心态和身体素质，延缓皮肤衰老，使皮肤细白光洁。当然，喝豆浆也有要注意的地方：

1.不要空腹喝

空腹喝豆浆，豆浆里的蛋白质大都会在人体内转化为热量而被消耗掉，不能充分起到补益作用。喝豆浆的同时吃些面包、糕点、馒头等淀粉类食品，可使豆浆内的蛋白质等在淀粉的作用下，与胃液较充分地发生酶解，使营养物质被充分吸收。

2.不能冲入鸡蛋

很多人以为豆浆加鸡蛋会更有营养，殊不知，鸡蛋中的蛋清会与豆浆里的胰蛋白酶结合，产生不易被人体吸收的物质。

3.不能与药物同饮

有些药物，如四环素、红霉素等抗生素类药物会破坏豆浆里的营养成分。忌饮未煮熟的豆浆，生豆浆里含有皂素、胰蛋白酶抑制物等有害物质，未煮熟就饮用，会发生恶心、呕吐、腹泻等中毒症状。

现在市面上买的豆浆机种类很多，可以选一款自己喜欢的，喝自己亲手打出来的豆浆，需要注意的是不要把各种豆子放在一起磨，因为不同的豆子有不同的效果，混在一起，会互相影响营养吸收。

需要注意的是，对老年人来说，由于各脏器功能减弱，过多摄入大豆制品，不完全蛋白质分解的非蛋白氮要通过肾脏排出体外，加重肾脏的负担。因此，老年人肾病患者要控制豆制品的摄取量，每天食用50克左右的大豆或大豆制品较为合适。

牛奶，无法替代的健康饮品

饮食均衡不仅包括一般食物，也包括我们的日常饮品。牛奶就是现代人正常饮食里不可忽视的重要食品之一。其实，牛奶并不是现代新兴的饮品，我们的祖先早就发现了牛奶的营养价值。

成书于北宋时期的《养老奉亲书》中就载有老年益气牛乳方，书中还指出："牛乳最宜老人，平补血脉，益心长肌肉，令人身体康强，润泽而目光，悦志不衰。故为人子者常须供之为常食，或为乳饼，或作炼乳等，恒使恣意充足为度，此物日生运矣。"药王孙思邈也说："牛乳，老人煮食有益。"

《本草纲目》中也记载："牛乳，老人煮粥甚宜。"可见古人早就知道牛奶对老年人的滋补、强壮作用。

牛奶含有蛋白质、脂肪、碳水化合物、矿物质、维生素和水等六大营养素，对于老年人来说，是一种理想的完全食品。因此，多喝牛奶对老年人大有好处。

老年人对蛋白质的消化力还比较强，每天对蛋白质的需要量在70~80克为宜。老人膳食中蛋白质含量应稍微高一点，脂肪含量应略低一点，多喝牛奶可保证有足量的蛋白质摄入。

老年人脂肪摄入不宜过多，并且要有足量的不饱和脂肪酸。多喝牛奶不仅可以让老年人摄入的脂肪适量，而且可以从牛奶中获得如亚麻酸和花生四烯酸等人体必需的不饱和脂肪酸。亚麻酸有显著的降低血胆固醇作用，花生四烯酸可以降低三酸甘油酯。这对于防止动脉粥样硬化和高血压都有好处。

牛奶中含有一定量的乳糖。乳糖能有效促进人体肠道内有益乳酸菌的生长，维持肠道的正常消化功能。乳糖有利于老年人对钙的吸收，可防止机体因缺钙而产生的骨质疏松等病症。乳糖在人体内被消化后变成葡萄糖可以补充能量。

牛奶中含有许多矿物质，其中就包含钾、钙、磷、硫、镁、锌、铜、碘、锰等12种必要的矿物质，尤其钙、磷、铁和碘最为重要。与其他食物相比，老年人更易吸收和利用牛奶中的钙和磷。

奶品是钙的良好来源，几乎对所有的缺钙都适用。如果能定时喝牛奶，则可以有效预防老人骨质疏松症的产生。

另外，老年人患肝、胆疾病和糖尿病时喝牛奶，奶中的乳蛋白能促进细胞生成。高脂血老人可以喝脱脂牛奶，牛奶中乳清酸可以清除附在血管壁上的胆固醇。轻度肾功能损害的老人喝牛奶，肾脏的排泄功能可以得到提高。高尿酸血症和痛风的老年人可以喝牛奶，因为牛奶乳蛋白不含嘌呤。老年人如发生汞、铝等重金属中毒，在缺乏急救药物时，可喝牛奶（或灌牛奶）以解毒。

如今市面上供应的乳制品除有一般的鲜牛奶、脱脂奶和酸奶外，还有专供老人食用的老年奶粉。老年奶粉是在普通奶粉的基础上，调整了蛋白质的组成，增加了不饱和脂肪酸的含量，强化了老年人所需要的多种维生素，这样的营养搭配更合理。

需要注意的是，因为各种制约条件的原因，我们目前无法喝到原汁原味的、浓稠的牛奶。因此，我们需要掌握下面几条原则：

身体寒湿较重，手指甲上小太阳比较小的，而且脾胃虚寒，容易腹胀，大便稀不成形，以及经常腰酸背痛、舌苔发白的人，不管是大人还是孩子，都要少喝牛奶，特别是比较稀的鲜奶。

手指甲小月牙较多，平时吃鱼、虾等荤食较多的人，或者抽烟、喝酒的人，以及平时吃蔬菜、水果不多的人，都可以经常喝牛奶，能起到滋阴、润燥、止渴的作用。

除了老人，最宜和最常喝牛奶的要数孩子了，那么孩子如何喝奶比较好呢？质量好的配方奶要比较稀的鲜奶在营养的搭配上更加丰富、均衡。家长在给孩子喝奶的时候要注意孩子舌苔的变化。如果其他饮食没变，孩子喝奶后舌苔变白，就该试着换其他牛奶，再注意观察；牛奶性平微寒，可以在饮食中多增加一些温热性质的食物，以中和牛奶的属性。

牛奶作为一种营养丰富、全面，又便于吸收的上佳饮品，对平衡我们的饮食结构、增强体质等方面效果显著，大家为了自己和家人的健康都应多加重视。

酒酿，适度饮之乐无穷

比起牛奶，酒与中国人的日常饮食关系更为密切，尤其是葡萄酒，由于其丰富的营养及有益健康的特殊成分，对心脑血管大有益处，所以十分受崇尚健康人士的青睐。我们都知道，饮酒过多容易伤身，但我国古人用酒作为养生之物的习惯，也早已有之。古代不少养生酒的传统酿制方法颇有地方特色，而且多有安神、解郁等功效，能够祛除寒气，缓解失眠症状。常见的养生酒多采用赤木桂、防风、蜀椒、桔梗、大黄、赤小豆等本草材料浸泡而成，具有祛风寒、清湿热及防病作用。

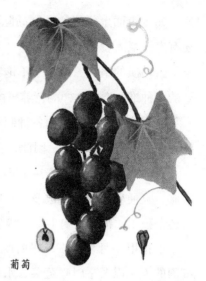

葡萄

酒除了能够直接饮用来养生，也能作为药引，以达到增强药效的作用。《神农本草经》中记载："大寒凝海，惟酒不冰，明其热性，独冠群物，药家多须以行其势。"这说明，早在古代，中医就已经认识到了酒对于药效的增强作用。

酒增强药效的原理在于它可以使血脉畅通，能够引药上行，使人体能够更好地吸收药物成分，使药效更加充分地发挥出来。中药都比较苦，人们往往难以下咽，酒却普遍受欢迎，如果将药物配入酒中制成药酒，经常饮用，既强身健体，又享乐其中。

李时珍认为，酒性善走窜，可宣和百脉、舒筋活络，宜酌情配药服用。《本草纲目》记述了很多药酒，明确标明的药酒有80种之多，这些药酒中，有补虚作用的人参酒等24种；有治疗风湿痹病的薏苡仁酒等16种；有祛风作用的百灵藤酒等16种；有温中散寒、治疗心腹胃痛的蓼汁酒等24种。各种花果露酒在《本草纲目》中有30余种，如人参酒、虎骨酒、五加皮酒、枸杞酒、葡萄酒等。

不过喝酒也有适宜的时段，一般而言，秋后和冬季是进补的最佳时期，也最适合服用补酒。补酒性温，有温阳散寒、补养气血、调补肝肾等作用，对阳气虚衰、气血双亏、肝肾不足的人最为适宜。而补酒到春天阳气上升、气候转暖时，一般不宜再服。这里为大家介绍两款常见的药酒。

1.薏苡仁酒

《本草纲目》中多次提到薏苡仁，它也被称为米仁、六谷或者菩提子。薏苡仁可以健脾除湿，能医治由于脾虚、湿气缠身而导致的各种病症，比如食欲不佳、便溏、水肿、小便不利等。薏苡仁经常与清热解毒药一起同用。而用薏苡仁泡酒可以主治腰痛、膝痛等，且祛风湿、强筋健骨。

2.枸杞酒

枸杞酒是中国传统家庭里常备的养生酒。《本草纲目》中记载，枸杞具有滋补虚弱、益精气、祛冷风、壮阳道、止泪、健腰脚等功效。用枸杞泡酒，常饮可以筋骨强健、延年益寿。现代科学研究认为，枸杞的有效成分为枸杞多糖，这种成分具有提高机体免疫力和抗衰老等作用，另外还有明显的降血脂、降血糖、耐缺氧、耐疲劳等作用。

当然，酒再好，也必须酌情饮用，过量也会伤身。另外，阴虚阳旺、有低热表现的人，高血压患者以及孕妇和儿童不宜服用。

老人饮茶要浓淡适宜

中国人历来喜爱饮茶，茶有提神醒脑、促进消化、有益健康等诸多作用，所以许多人，尤其是老年人都喜欢喝茶。然而，如果饮茶过浓，就会伤害身体。

中国人讲究"中庸"，讲究凡事有度。饮淡茶可以养生，饮浓茶则有损健康。为了延年益寿，安度晚年，我们建议老人饮茶应弃"浓"择"淡"。

老年人经常性地大量饮用浓茶，容易出现下列身体不适状态：

1. 造成胃液稀释，不能正常消化。大量饮用浓茶后就会稀释胃液，降低胃液的浓度，使胃液不能正常消化食物，从而产生消化不良、腹胀、腹痛等症，有的甚至还会引起十二指肠溃疡。

2. 阻碍人体对铁的吸收。茶叶中含有鞣酸，红茶约含5%，绿茶约含10%。当人体大量饮用浓茶后，鞣酸与铁质的结合就会更加活跃，给人体对铁的吸收带来障碍和影响，使人体表现为缺铁性贫血。

3. 易产生便秘症。茶叶中的鞣酸不但能与铁质结合，还能与食物中的蛋白质结合生成一种块状的不易消化吸收的鞣酸蛋白，导致便秘症的产生。对于患有便秘症的老年人而言，喝浓茶就会使便秘更加严重。

4. 导致血压升高和心力衰竭。浓茶中的咖啡因，能致使人体心跳加快，从而使血压升高；同时，浓茶大量进入血管，能加重心脏负担，产生胸闷、心悸等不适症状，加重心力衰竭程度。

若是你或者你身边的亲人也产生了类似的症状，除了早点就医，寻求专业医师的帮助外，你也可以留意一下，是不是平日也有饮浓茶或类似的小习惯。其实很多时候，人们的大毛病并不是突然来袭的，大部分是从平日的不良小习惯中日积月累出来的，这就需要我们多加注意。

第四节

慎选补品，严守进补之道

是药三分毒，食补最健康

我们经常说"是药三分毒"，但我们在生病时又需要药物，尤其是老年人，基本上都要吃各种药。那么，"是药三分毒"这句话究竟应该怎样理解呢？

其实，这里的"毒"是指毒副作用，中医的《十八反十九畏歌》，就是依据相生相克的理论，讲药品配伍不当也会产生毒副作用。《本草纲目》中也有类似的内容，比如相反诸药等。比如，一般去火的药物都有泻下的作用，但服用适量不会有毒。另外，有一些药物在治愈某一种病的同时会引发另一种病，这样的事例也有很多。

有的人认为，药物的毒副作用只是针对西药而言的，而中药是纯天然的，不会有毒副作用，这是一种错误的认知。

明代著名医家张景岳在《类经》中就曾说过"药以治病，因毒为能，所谓毒者，因气味之有所偏也"，这里就把药物的毒性看作偏性，而这种偏性就是药物治疗疾病的关键机理所在。所以，中药也是有毒副作用的，如果服用不当就会造成严重后果。绝对安全的药物是不存在的，无论服用西药还是中药，都要严格遵照医嘱和用法用量，否则很可能会受到药物毒副作用的侵害，经常吃药的老人们需要多加注意。

所以说，"是药三分毒"，药物的主要功效与它的不良反应往往是相伴相生的。而食物没有类似药物的毒副作用，通过食物强健自身就能起到预防疾病的作用，所以俗话说"药补不如食补"就是这个道理。此外，所有的药物都不能补我们的先天之本——元气，充其量只是不断往上调元气，只有食物能补益元气，天天吃东西才可以补益我们的身体。

食补既方便又实惠，一般没有不良反应。对老人来说，更易接受。对于某些症状，有些食物可以起到比药物更好的作用。比如一个食欲不振、倦怠乏力的气虚体质者，如果情况不是很严重，只要适量食用羊肉、牛肉、蛋类、花生、核桃之类具有补气效果的食物，就能改善体质。如果不分轻重地盲目服用人参、冬虫夏草等助热生火的大补药物，反而会引发体内整体功能的失调。

需要注意的是，通过食补来改善体质，必须根据体质情况适当进补，如人老肾虚可多吃些补肾抗衰的食品，如胡桃肉、栗子、猪肾、甲鱼、狗肉等；防止神经衰弱，延迟大脑老化，可多吃些补脑利眠之食品，如猪脑、百合、大枣等；高血压、冠心病应多吃些芹菜、菠菜、黑木耳、山楂、海带等；防止视力退化应多吃蔬菜、胡萝卜、猪肝、甜瓜等。通过食补能使脏腑功能旺盛，气血充实，使机体适应自然界的应变能力增强，抵御和防止病邪侵袭。

民以食为天，食物要天天吃，药物只能用来救急，要想身体好，还是要靠日常的食物滋补，把身体养好，这才是养生的根本之道。所以，对于所有想健康长寿的老人来说，与其花大价钱去买一堆大补之药，不如多注意一下平日的饮食调理，从日常三餐中吃出健康和长寿。

冬令宜进补，补之要有道

"冬令进补"是中医养生里一个十分重要的概念，是祖先给我们留下的智慧结晶。中医认为，人类生活在自然界里，人体的生理功能往往随着季节不同而有所变化，即所谓"天人相应"。自然界的动植物，特别是谷物类植物，有"春生、夏长、秋收、冬藏"的特点。人类到了冬季，也如草木一样处于"封藏"时期，此时服用补品补药，可以使营养物质易于吸收蕴蓄，进而发挥更好的作用。因此，民间有"今年冬令进补，明年三春打虎"之说。但是，冬令进补虽有奇效，但也要进补有道，才能达到理想的效果。

下面介绍一下冬令进补之道。

1.进补时机

有人说进补应选在立冬后至立春前，也有人说进补最好选择在三九天，但专家认为，在冬至前后进补最佳。冬至是一年中白天最短、黑夜最长的一天，《易经》中说"冬至阳生"，节气运行到冬至这一天，阴极阳生，此时人体内阳气蓬勃生发，最易吸收外来的营养，而发挥其滋补功效，充分说明在这一天前后进补最为适宜。当然，这不是绝对的，要因人而异。患有慢性疾病又属于阳虚体质的人需长时间进补，可从立冬开始直至立春；体质一般而不需大补的人，可在三九天集中进补。

2.进补食物

冬季进补的总原则是：适量进食高热量的饮食以补充热量的消耗；进食温热性食物以增强机体的御寒能力，补充足够的维生素和矿物质。适合冬令进补的常见食物有红枣、莲子、桂圆、山药、鸡、鸭、鱼等，同时要荤素搭配，多吃蔬菜与水果等。

3.滋润防燥

冬天虽然清爽，但空气干燥，气候寒冷，容易咳嗽，而此类咳嗽多是燥咳，所以应以润肺生津为主，如煲梨糖水，将凉水、梨、陈皮、冰糖放入煲中煲两小时即可。

4.药补禁忌

冬天进补以食物最佳，但也有人选择药物进补，那么这就需要注意饮食中的禁忌，以提高补益效率。

在服用人参等补气药物时，忌食萝卜，特别是生萝卜。进补期间，要忌饮浓茶和咖啡，因为它们都是消导之品，会使补品中的有效成分分解而降低功效。

进补时要少吃寒凉滋腻的食品，如冷牛奶、肥肉、糯米点心等，以免败伤胃气，造成积滞，影响补品的消化和吸收。

进补中，不能过多食用大蒜、辣椒等辛辣食物，因为这些食物不仅与补阴类药物不适合，也会使补气、补阴药降低效果。

5.患病老人进补的注意事项

糖尿病患者：选择脂肪较少的肉类，将汤上的浮油撇掉再饮用，摄取均衡饮食，避免食用过多肉类。

高血压患者：不能喝太咸的汤（汤中最好不要加盐），汤温不能太高，选择低脂肉类，不要吃太多加工品并减少蘸酱的使用。

高脂血症患者：禁食肥肉，尽量选择鱼类，不喝含油高的补汤，多吃蔬果等高纤维食物，可有助降低胆固醇。

痛风患者：勿喝炖煮过久的浓汤（如火锅汤或久煮的补汤等），少吃香菇、内脏以及干豆类，多喝水以帮助尿酸排泄，同时避免喝酒及吃过多肉类和豆制品。

养生平衡，"补"不忘"泻"

养生重在"平衡"，中医认为身体有阴、阳二气，若阴阳不平衡，人就会上火。阳盛则热，热之极为火。但不是所有的火都是因为阳气太盛，阴虚也会导致火，不过这个火就是虚火了。对待这两种火，治疗方法是不一样的。实热要用清法，而虚火当用温补，这就是补、泻的不同。其他方法也一样，要重视人的体质强弱。比如用消法，或先消后补，或先补后消，或消补兼施。

传统中医有八大平衡养生的方法，即"汗、吐、下、和、温、清、消、补"。汗法是通过发汗以祛除外邪的一种治疗方法。吐法是通过引起呕吐祛除病邪的一种治疗方法，用于治疗痰涎、宿食或毒物停留在胸膈之上。下法是通过泻下大便以祛除病邪的一种治疗方法，用于治疗实邪积滞肠胃，大便秘结不通的里实病症。和法是通过和解或调和作用以消除病邪的治疗方法。温法是通过温中散寒、回阳救逆等作用，使寒去阳复的一种治疗方法。清法是通过清解热邪的作用以祛除里热病邪的一种治疗方法。消法是通过消导和散结的作用，对气、血、痰、食、水、虫等所结成的有形之邪，使之渐消缓散的一种治疗方法。补法则是通过补益人体气血阴阳的不足，增强机体抗病能力的一种治疗方法。

以上列举的这八大治法，可能有的人会觉得有些艰深难懂，其实养生与治病的道理是相通的，简单说来就是既要补，又要泻，该补的时候补，该泻的时候泻。

进补之前最好先排毒。因为人体内的血液，得温则流通，遇寒则凝滞。秋冬寒冷的空气侵袭机体，会使人体血管中的血液流动不畅，甚至引起瘀血阻滞；加上人们的运动减少，血液黏稠度增高，血流速度缓慢，易引起血液瘀滞。据了解，各种毒素、废物存留在体内会造成代谢功能紊乱。在这种情况下进补，机体不但无法吸收补品的营养物质，反而会引发多种疾病。

那有没有补泻兼备的良药呢？

《本草纲目》中称茶叶"味苦、甘，性寒，无毒"，而传统中医理论认为"甘者补、苦者泻"。茶叶味苦而甘，所以它同时具有补、泻两种功效，性质苦寒，是一味以清热解毒的良药。自古以来中国人就有饮茶的习惯，尤其在烈日炎炎、酷暑难当之时，清茶一杯，消暑解渴，如同玉酿琼浆一般，妙不可言。

不仅如此，茶叶还具有很多功效。茶水中的维生素和微量元素具有保护血管、防治动脉硬化和高血压等作用。茶中所含的氟有防龋能力，并可助牙质脱敏。所以，在饭后用茶水漱口，可以起到保护牙齿的作用。以下为大家提供两款养生茶。

1.甘草茶叶丸

材料：芽茶300克，檀香、白豆蔻各15克，片脑3克。

制法：将上述材料研成细末，用甘草为衣，胃痛时细嚼即可。

功效：可治疗胃痛、腹胀、腹泻等症。

2.红糖茶

材料：茶叶3克，红糖5克。

制法：将上述材料用开水冲泡5分钟，饭后过一段时间饮用即可。

功效：润肠通便，促进消化。

值得注意的是，空腹喝茶太多会伤胃。茶有提神的功效，会影响睡眠。饱餐后可以茶水漱口，但不要立即饮茶。

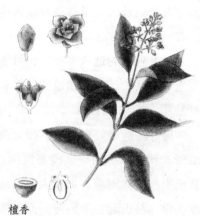

檀香

留心进补误区，别把补药变毒药

老人体虚，常常会服用一些补品来滋补身体，而且随着时代的发展，人们对身体健康越来越重视，有些中年人也已经开始吃补品了。用食物、药材来进补身体的确有很多好处，但所有的事情都必须遵照一定的度，如是偏离了这个法，逾越了这个度，就可能达不到最初的目的，甚至有可能误入歧途，把补药吃成了毒药。加上现代人做事总是心急，什么事情都恨不得一步登天。有些人将这个态度用到了养生上，不仅没有养好身体，没有祛除原有的疾病，还伤害了身体，产生新的病症。

中医有个说法叫"重补不会补，等于没事吃毒药。"民间谚语也说："进补如用兵，乱补会伤身。"我们进补时要依照自身状况，巧用、准用食材，才能击溃危害我们健康的敌人，否则，就等于是给了疾病以可乘之机。下面我们来看一下进补的几个误区，给大家提个醒。

1.是补品都能吃

并不是每个人都需要进补，所以我们在决定进补之前应该先了解一下自己属于何种体质，到底需不需要进补，若需要进补，究竟是哪个脏腑有虚证，这样才能做到有的放矢，真正起到进补的作用。否则不仅浪费钱财，还会扰乱机体的平衡状态而导致疾病。

2.补药越贵越好

中医认为，药物只要运用得当，大黄也可以当补药；服药失准，人参也会成为毒草。每种补药都有一定的适用对象和适应症状，最好的补药不是最贵的，而是最适合你的。

3.进补良多效果就好

关于进补，"多吃补药，有病治病，无病强身"的观点很流行，其实不管多好的补药服用过量都会成为毒药，如过量服用参茸类补品，可引起腹胀、不思饮食等症状。因此，身体无恙时，可吃些药力缓和的补药，体虚有疾时也不应多吃、猛吃补品，这些都应结合自身的状况，依专业医师的建议而定。

4.过食滋腻厚味

食用过多肉类，就会在体内堆积过多的脂肪、胆固醇等，易诱发心脑血管疾病。因此，冬令进补不要过食滋腻厚味之物，应以易于消化为准则，在适当食用肉类进补的同时，不要忽视蔬菜和水果。

5.带病进补，以药代食

有人认为患病的时候要加大进补力度，其实在患感冒、发热、咳嗽等外感病症及急性病发作期时，要暂缓进补。否则，不光病情迟迟得不到改善，甚至有恶化的危险。

对于营养不足而致虚损的人来说，不能完全以补药代替食物，应追根溯源，增加营养，平衡膳食与进补适当相结合，才能恢复健康。

6.盲目忌口

冬季吃滋补药时，一般会有一些食物禁忌。但是，有的人在服用补药期间，因为怕犯忌，只吃白饭青菜，严格忌口，其实这是完全没必要的。盲目忌口会使人体摄入的营养失衡，导致其他疾病的发生，反而起不到进补的作用。

要想健康长寿，除了尽量避免这些误区外，当然也要遵循一些合理、科学的饮食规律，有破有立、有取有舍才能让食物、补品为我们的健康添砖加瓦。

冬虫夏草，每夜安服别过量

现代很多人的饮食偏于油腻，常常大鱼大肉，于是使得体内湿热、积蓄的新陈代谢产物排不出去。再加上工作压力大、感觉疲劳，于是有人会吃点冬虫夏草进补。但是疲劳未必是体虚的表现，除病后、产后等原因明确的体虚者，其他人要吃冬虫夏草之前，最好先到医院咨询医生。如果盲目进补，可能上火，并且过量服用还会导致心慌气短、烦躁、面部红斑及四肢水肿等病症。

对此，有的人心中不解，明明是补身体的东西怎么还会致病呢？这都是由于人们对冬虫夏草的效用了解不全面，滥用补品造成的。

冬虫夏草又称夏草冬虫，与人参、鹿茸一起列为我国三大"补药"。《本草纲目》中对冬虫夏草有这样的记载：甘平保肺，益肾，补精髓，止血化痰，已劳咳，治膈症皆良。由此可见，冬虫夏草适用于肺肾两虚、精气不足、咳嗽气短、自汗盗汗、腰膝酸软、阳痿遗精、劳咳痰血等病症。由于其药性温和，与其他滋补品相比，具有更广泛的药用和食用性，是年老体弱、病后体衰、产后体虚者的调补药食佳品。例如肾衰、接受放化疗的肿瘤患者，或刚做完手术的患者可以每天吃一两颗冬虫夏草。或者用冬虫夏草泡茶，每天喝上几杯，等泡软以后，可以嚼了咽下去。

然而，冬虫夏草毕竟是补药，并不可能适合所有人。体质偏湿热的人最好别吃。另外，有些老年人迷信冬虫夏草的神奇效用，常常盲目地买冬虫夏草来吃，可能会被市场上假的冬虫夏草骗了不说，即使买到了真的，不管自己的体质和症状拿来就吃，反而对身体有害无益。冬虫夏草在临床上一般需要配合大枣、桂圆等具有补益功能的中药使用，或者与鸡肉、羊肉等调制成药膳，其补益效果才能更加显著，至于与何种药物配合服用，应由中医专家根据病情而定，不可随意配服，否则只会起到相反的作用。比如，感冒时引起的咳嗽或其他急性咳嗽，就不适合服用冬虫夏草，服用冬虫夏草不但不能止咳，反而会使咳嗽加重，而且缠绵难愈，影响其他药物的疗效。在治疗慢性支气管炎时，冬虫夏草也只能在无痰或少痰时服用。

即使对于肺肾两虚的久咳气喘，冬虫夏草也只能作为辅助用药，且要在痰少或无痰时才能用。对于过敏性哮喘，冬虫夏草基本上没有任何功效。此外，对于民间传言的冬虫夏草具有益肾功能，也只限于轻微的肾功能不良，对于肾衰竭者则无效。

除了老人自己，有些年轻的朋友孝敬老人时也喜欢盲目攀比，听说灵芝抗癌，冬虫夏草护肾，人参补气，便决定都买给父母。其实，孝敬老人不如经常回家看看，顺便和他们聊聊健康的话题，提醒老人经常吃些水果、蔬菜、蘑菇，注意膳食平衡，一旦生病，就及时就医，这些都比吃名贵的药材重要得多。

还需要注意的是，由于市面上有不少假的冬虫夏草，这里为大家介绍一些鉴别真伪的方法。冬虫夏草的伪品主要有地蚕，其状如螺，又叫螺丝菜。还有亚香棒虫草等一些低海拔地区的虫草，虽外形较相似，主要区别是其子座短，有的是双子座，菇类气味淡。更为恶劣的是用石膏粉或面粉掺胶以模型压成，其子座则是黄花菜插上，只要把它泡浸水中，用手捏捏就原形毕露了。

还有的冬虫夏草虽为正品，但故意把加工时的虫体插上的铁线不拔去，结果铁线也搭配上去了，人们要充分注意和防备这些。

燕窝虽好，三类人群不宜食

众所周知，燕窝是进补佳品。传说，中国首位吃燕窝并带动风潮的人就是七下西洋的航海家郑和。某次，郑和的远洋船队在海上遭遇大风暴，被迫停泊在马来群岛的一个荒岛上，因食物严重短缺，无意中发现峭壁上的燕窝。于是，郑和就命令部属采摘、洗净后用清水炖煮食用以充饥。数日后，船员个个脸色红润，中气颇足。回国时，郑和携带了些燕窝献给明成祖。从此，燕窝成了朝拜皇帝重臣的贡品。

不过，也有人指出，唐代诗圣杜甫的诗及明初贾铭写给明太祖朱元璋的《饮食须知》一书中，就记载有燕窝，可见在郑和之前就有人吃过燕窝。无论事实如何，燕窝自古以来就被人们视为滋补佳品，这点是毋庸置疑的。《本草纲目》里说："燕窝甘淡平，大养肺阴，化痰止咳，补而能清，为调理虚劳之圣药，一切病之由于肺虚，而不能肃清下行者，用此皆可治之。"其疗效可见一斑。

中医认为，燕窝可养阴润燥，益气补中，治虚损、咳喘、咯血、久痢等，适宜于体质虚弱、营养不良、久痢久疟、痰多咳嗽、老年慢性气管炎、支气管扩张、肺气肿、肺结核、咯血吐血和胃痛等患者食用。

现代医学研究也发现，燕窝可增强免疫力，有延缓人体衰老、延年益寿的功效。其主要成分有水溶性蛋白质、碳水化合物，及矿物质钙、磷、铁、钠、钾及促进人体活力起重要作用的氨基酸（赖氨酸、胱氨酸和精氨酸）。

燕窝中含有表皮生长因子和辅促细胞分裂成分，有助于刺激细胞生长及繁殖，对人体组织生长、细胞再生以及细胞免疫功能均有促进作用。加之燕窝还含有大量的黏蛋白、糖蛋白、钙、磷等多种天然营养成分，能增强人体对疾病的抵抗力，有助于抵抗伤风、咳嗽和感冒，对吸烟和患有呼吸道疾病者最有效，可协助人体病后恢复健康。这里为大家介绍一款燕窝羹。

材料：燕窝3克，冰糖30克，清水250毫升。

制法：将燕窝放于碗内用清水浸泡软，再拣出其中的羽毛，洗净，捞出，沥干水分，撕成细条放入净碗中，待用。置锅于文火上，加入清水，将冰糖倒入，烧沸后撇去水面浮沫，用干净纱布滤去杂质，加入燕窝，继续煮沸，起锅即成。

功效：具有益气补中、止咳祛痰之效，适用于中老年人，尤其是慢性气管炎者饮服。

燕窝虽好，但有三类人要慎食。

一是疾病急性期和感冒的人。疾病急性期和感冒时，免疫系统功能下降，自身各个器官功能都会受到影响，特别是呼吸道和消化道最明显，此时吃燕窝不但吸收效果不好，而且会使外邪难以疏散驱除。因此，要等疾病急性期过后或感冒好了以后，再吃燕窝调理。

二是癌症晚期的患者。燕窝中含有一种非常重要的多肽类物质——表皮生长因子，能刺激多种细胞的分裂增殖，促进细胞分化，对受损皮肤进行快速修复，促进手术创口和创面的愈合，使皮肤变得光滑且有弹性。但这类物质同样可能作用于晚期癌细胞，促进其进一步生长。所以，如果是癌症晚期患者，请谨慎服用。

三是对蛋白质食品有过敏史者。燕窝中含有丰富的蛋白质，对蛋白质食物过敏的人吃燕窝，同样容易过敏。如果确实有必要吃，可以第一次吃1克干燕窝，如没症状隔天再吃一次。

甲鱼滋补，也要分清体质

我们在选择食物时，应根据自己的体质进行合理的挑选。有些食物，如甲鱼、人参、冬虫夏草等，虽然大补，但如果与我们的体质相忌，那吃得越多，我们的身体就越差。这点在老人身上表现得尤其明显。所以，我们不管是自己食用，还是为家里老人烹调，都应该先了解清楚各自的体质特征，以免把补品吃成了"毒品"。

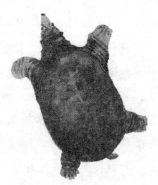

了解了这点之后，下面就为大家介绍一款老年人的补益佳品——甲鱼。甲鱼又称鳖，俗称水鱼、团鱼、脚鱼、圆鱼。《本草纲目》中记载甲鱼"性平无毒，营

甲鱼

养丰富"。甲鱼是我国传统的上等中药材，具有极高的药用价值，是滋阴补肾的佳品，有滋阴壮阳、软坚散结、化瘀和延年益寿的功能。

经常食用甲鱼，体内的阴精就能得到不断加强，并起到滋阴潜阳的作用，使人体阴阳恢复到相对平衡的状态，从而达到强身健体、祛病延年的效果。甲鱼尤其适宜中老年及体质虚弱者进补。因此，现在越来越多的人开始食用它以滋补身体。

甲鱼全身是宝，它的肉、甲、血、头、胆、卵、脂肪均可入药。甲鱼对肝硬化、脾肿大有治疗作用，还能调节免疫功能，提高淋巴细胞转化率，促进骨髓造血功能；甲鱼血可做补血剂，将甲鱼血和蜂蜜混合后让糖尿病患者饮用，可降低血糖值；甲鱼卵可治久疟，久痢；甲鱼的壳也有很大的药用价值，甲鱼背壳可散结消痞、滋阴壮阳，对闭经等功效明显。

甲鱼比较适宜营养不良、阴虚发热、肺结核、肝炎、肝硬化水肿、肾炎水肿、肝脾肿大、糖尿病、冠心病、高血压、高脂血症、动脉硬化、癌症等患者食用。针对不同的患者，甲鱼的做法也各不相同。

这里我们再为大家介绍一款可滋阴潜阳、补充营养的甲鱼汤。

材料：甲鱼500克，骨碎补15克，山药（干）15克，枸杞子10克，姜5克，大葱10克，料酒10克，盐4克。

制法：将甲鱼放入热水中宰杀，剖开，去肠、脏并洗净；将山药去皮，洗净后切成块；在砂锅里加入适量清水及姜、葱、料酒、盐，并加入骨碎补、枸杞、山药、甲鱼一起炖熟即可。

功效：有益精、补肾、壮阳、行气、健脾的功效。

和其他补品一样，食用甲鱼时需要注意的事项也有很多，我们应分清自身体质再选择是否进食甲鱼。首先，甲鱼滋腻，久食败胃伤中，可导致消化不良，故食欲不振、消化功能减退、孕妇或产后虚寒、脾胃虚弱腹泻之人忌食。其次，患有慢性肠炎、慢性痢疾、慢性腹泻便溏之人也忌食甲鱼；肝炎患者食用甲鱼会加重肝脏负担，严重时可诱发肝性脑病，故应少食。此外，痰食壅盛者也应慎食甲鱼。

除了食用者的体质外，甲鱼本身也不宜与一些食物同食，包括桃子、苋菜、鸡蛋、猪肉、兔肉、薄荷、芹菜、鸭蛋、鸭肉、芥末、黄鳝、蟹等。

最后要强调的是，幼甲鱼有毒，误食严重者可致人死亡，大家应多加注意。

芡实冬季补虚，但不宜多食

芡实，又名鸡头米、鸡头实，乃睡莲科草本水生植物芡的种子。被人们誉为"水中人参"，有健脾养胃、益肾固精的作用。芡实有南芡、北芡之分。南芡主要产于湖南、广东、皖南以及苏南一带地区。北芡又称池芡，主要产于山东、皖北及苏北一带，质地略次于南芡。

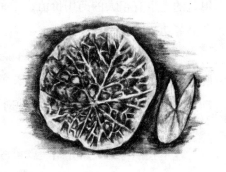

芡实

《本草纲目》中将芡实称为"婴儿食之不老，老人食之延年"的粮菜佳品，它具有"补而不峻、防燥不腻"的特点，是冬季补虚的上选。它的性能与莲子相似，但收涩性较莲子强，常与莲子同用，"仙方取此合莲实饵之，甚益人"。芡实为健脾益肾佳品，自古作为永葆青春活力、防止未老先衰之良物。宋代大文豪苏东坡到老年仍然身健体壮，面色红润，才思敏捷。原来据他自述，主要得益于数十年如一日地坚持天天食用煮熟的芡实，所以才腰腿壮健，行走有力。

中医认为，芡实"性平，味甘、涩。有补脾止泻、益肾固精、祛湿止带的功能。用于梦遗滑精，遗尿尿频，脾虚久泻，白浊，带下等症"。即是说芡实有补脾止泻、固肾涩精之功，为健脾止泻、益肾固精之良药。中医认为，脾健则水湿自去，肾气旺则固摄有权，长期服食，诸症自消。芡实含碳水化合物极为丰富，含脂肪很少，因而极容易被人体吸收。并且人体经过服用芡实调整之后，再服用其他补品消化系统就能适应了。

为了减轻胃部负担，冬季进补既要营养滋补，又要容易消化吸收。芡实就是极好的选择。

1.芡实粥

材料：芡实50克，大米100克。

制法：将炒芡实倒入锅内，加水煮开片刻，再加淘洗干净的大米熬煮，粥成即可食用。

功效：常吃可健身体，强筋骨，耳聪目明。

2.芡实糊

材料：芡实1000克，芝麻、花生、核桃等适量。

制法：将炒熟的芡实研磨成粉，临服时，取50~100克粉末冲开水调服。随自己喜好，可加入芝麻、花生仁、核桃肉等。

功效：健脾养胃，促进消化。

若用芡实与瘦肉同炖，对缓解神经痛、头痛、关节痛、腰腿痛等虚弱症状也有很大的作用。

需要注意的是，芡实一次不能吃得过多。芡实虽然营养丰富，但性质较固涩收敛，不但大便硬化者不宜食用，一般人也不适合把它当主粮吃。"生食过多，动风冷气，熟食过多，不益脾胃，兼难消化，小儿多食，令不长。"平时有腹胀症状的人更应忌食。便秘、尿赤者及妇女产后皆不宜食。

早晚喝粥，即可颐养天年

其实，并不是只有营养丰富的食物、药材才能被称为补品。只要使用得当，大黄也可以成为补品。这里就为大家介绍一下生活中最常见、最容易忽略却可以被用成补品的食物——粥饭。

粥，古时称糜、饘、酏等，古人写作鬻。中国从汉代起就有关于粥的记载，宋代著名诗人陆游有一首《食粥》诗这样写道："世人个个学长年，不悟长年在目前。我得宛丘平易法，只将食粥致神仙"，虽有夸张成分，但也道出了粥的神奇功效。《本草纲目》中列有50多种粥的做法和药效。可见，在那时粥就是公认的养生保健佳品了。

早晚喝粥是最补益身体的，早晨喝粥的好处是调节脾胃，因为粥不但不会消耗胃气，而且能补益胃气。我们知道，胃是人体的后天之本，养护好胃，就等于是在长寿路上成功了一半。早上，当胃经过一夜的蠕动，存食基本排空后，此时处于空虚状态的胃正需要补充水分和吸收营养，如果吃生冷坚硬的食物，则会刺激胃，使胃产生不舒服的感觉。《医学入门》中有"盖晨起食粥，推陈致新，利膈养胃，生津液，令人一日清爽，所补不小"的记载。宋代文学家张耒专门写了一篇《粥记》来说明早晨喝粥的好处："每日起，食粥一大碗，空腹胃虚，谷气便作，所补不细，又极柔腻，与肠胃相得，最为饮食之妙诀。"这些都说明了早上喝粥有益脾胃，增加了我们长寿的资本。

晚上喝粥的效果也很神奇。中医有"年过半百而阴气自半"的说法，意思是说老年人身上不同程度地存在着肾精不足的问题，经常喝粥，可以起到补益肾精、益寿延年的作用。傍晚酉时（17~19点）是肾经当令的时间，此时补肾事半功倍，所以晚上喝粥补肾的效果会特别好。

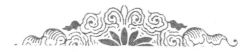

第五节

长寿方剂，留住老人的精气神

固守精气神，长寿的不二法门

古人认为，天上三宝是"日月星"，地上三宝是"水火风"，人的三宝则是"精气神"。我们常说的"养生"，其实主要养的就是人的"精气神"。古代医家、养生人士等遵循正确的方法固守住自己的精气神，往往就能够健康、长寿。

"精气神"是人体生命存亡的关键所在，中医有"精脱者死""气脱者死""失神者亦死"的说法，只有保持精足、气充、神全，才能身强力壮、祛病延年。《灵枢·本藏篇》里也说："人之血气精神者，所以养生而周于性命者也。"意即人体气血、精神的相互为用，是奉养形体，维护生命的根本所在。可见古人对精气神的调护、摄养极为重视。

精气神，是中国传统养生和生命学说的重要组成部分。那么，精气神到底是什么呢？我们又要如何养护我们的精气神呢？下面就让我们详细了解一下这个问题。

中医认为，"精"就是食物的精华，养生的首要在于良好的饮食，丰富而充足的营养；"气"分两种，一种是外在之气，如"地气""清气"等，代表了人们生存的外在环境，另一种即是人体的元气；神则代表了人的思想、精神及其表现。养护、固守精气神的方法也有很多，食补即是其中极为重要的一环。

食补针对的是"精"。所谓"食补"，就是根据身体的需要，调整膳食结构，科学配餐。现在一般认为，我们的饮食应注重蛋白质、碳水化合物、脂肪、矿物质、维生素、水、膳食纤维等营养素的比例，将粮食、果蔬和动物性食物合理搭配食用，不可偏食。这点古人早有精辟的论述："五谷宜为养，失豆则不良，五畜适为益，过则害非浅，五菜常为充，新鲜绿黄红，五果当为助，力求少而数，气味合则服，尤当忌偏独，饮食贵有节，切切勿使过。"可见，中华民族的传统膳食结构是在系统而深入的研究基础上形成的。

对于老人来说，随着年龄的增长，身体的基础代谢水平逐渐下降，过量饮食很容易增加心脏负担。因此，老人要特别注意适量饮食，尤其要注意减少富含脂肪食物的摄入，这有利于避免高脂血等心血管疾病。

除此之外，老人还应注意营养的搭配。第一，多吃粗粮，以保证膳食纤维的供给；第二，多吃鱼肉、豆制品，以保证蛋白质的补充，千万不要误以为老年人摄入的蛋白质越少越好，常吃素食对老人健康不利；第三，饭菜要咸淡适中。过咸容易引发高血压、心脏病，过甜会引发糖尿病，都不利于身体健康；第四，进补要适当。目前，市场上涌现出令人眼花缭乱的营养品、保健品，老年人是其重点推销对象。同时大多数保健品的有效成分均可由普通食物中得到一定的补充，而且各种保健品均有一定的适用范围，并非适合所有的老年人。

另外，有些老年人爱喝酒，但喝酒会加重心脏负担，诱发心肌梗死，不如多喝牛奶、酸奶或者豆浆，不仅可以补钙，还对老人的便秘、高血压有辅助治疗作用。

此外，日常饮食也应根据四时气候、环境等实际情况做出适当的调整，这关注的是"气"。例如，夏季暑热兼湿，肌腠开泄，出汗较多。因此，炎暑之季，宜食甘寒、利湿清暑、少油之物，如西瓜、冬瓜等，可多喝绿豆汤，并以灯芯、竹叶、石膏、酸梅、冰糖煎水代茶饮，取其清热、解暑利湿、养阴益气的功效。而阳虚体质需常服人参、附子等温补之品的人，在炎炎夏日也应减少服用或暂停服用。

另外，"神"也十分重要。对于老人来说，随着健康的退化、子女的成家、时代的变迁等，让他们仿佛处在一个不断失去的洪流里，身不由己，让他们的心情容易处于郁闷、沮丧之中，从而影响他们的身心健康，因此对老人心态、心情的调理也是固守精气神不容忽视的一环。当然，这点对每个年龄层的人群来说都适用。因此，我们要学会释放忧郁情绪、培养生活信心、保持良好的情绪，坚持"笑口常开"等。

生脉散，补气保脉救人

我们都知道，人参的补益效果备受推崇，清朝自乾隆开始，历代皇帝都在服用人参补气泻热、养护身体，有的甚至到了"嗜食"的程度，据《上用人参底簿》记载："自乾隆六十二年十二月初一始，至乾隆六十四年正月初三止，皇帝共进人参三百五十九次，四等人参三十七两九钱。"大概算算就能知道乾隆平均每天竟然要吃3克左右的人参！我们知道，一般人服用人参过多就会上火，为什么乾隆皇帝却丝毫没有上火的迹象，还活到了88岁的高寿呢？

原来，他服用人参的方法就是服用生脉散。

生脉散又名生脉饮、生脉汤等，由人参、麦冬、五味子构成。人

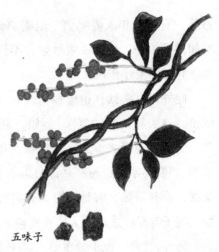
五味子

参甘温，大补肺气而泻热，为君；麦冬甘寒，补水源而清燥金，为臣；五味酸温，敛肺生津，收耗散之气，为佐。三药合用时，麦冬的寒凉之性制约了人参的燥热，使得人参的补气功效可以充分地发挥出来。同时，麦冬本身也有很好的养阴、清肺、生津等功效，加上可收敛心气，补肺、肠的五味子，使得生脉散的补肺益气、养阴生津的作用十分明显。生脉散之所以被称作"生脉"，正是因为"百脉皆朝于肺，补肺清心，则气充而脉复，故曰生脉。"虽有夸张的成分，但生脉散的补气、保脉功效可见一斑。

生脉散本由金元四大家之一的李东垣所创立，他创立这个方子的初衷是因为当夏天天气太热时，人的心气和心阴都被伤到，产生心气阴两虚时，可用此方来补充气阴、恢复身体。但随着这个方子慢慢传播开来，历代医家们不断挖掘出它的新功能。现在，中医一般认为，生脉散对气阴两伤、肢体倦怠、气短懒言、口干作渴、汗多脉虚、久咳伤肺、干咳少痰、食少消瘦、虚热喘促、脉微细弱、烦躁不安、睡卧不宁等症均有不错的治疗效果。

一般夏天天气炎热的时候，人们会感到口干舌燥、心烦意乱，有的还会觉得四肢无力、自汗不止，此时就可以去药店买一盒生脉散，按照说明书喝上一点，症状一般很快就会缓解。生脉散就像"可以吃的冷气机"，吃过生脉散的人会觉得自身的温度比别人低一些，在别人都因夏日炎炎而心烦意乱时，服用了生脉散的人却可以神清气爽。

除了抗暑，生脉散抗消耗的功效也颇为显著，很多学中医的人都有个习惯，每次去唱歌前，一定要吃一点生脉散，这样就可以一直唱歌了。当然，教师教课前、普通人做有氧运动，比如登山前，都可以适当服用一点生脉散，这样就不会觉得太累了。

除了夏天，其他季节也适宜服用生脉散。当我们因为劳神过度而损伤了心气，出现口干舌燥、心慌心烦、四肢无力、自汗不止、面色发白等情况时都可以适当服用一点生脉散来调补一下。

看到生脉散有这么神奇的疗效，你是不是也动心了呢？生脉散在各大中药店均有售，但其草药配比历来不一，各代医家根据所致病症的不同给出了不同的草药配比。因此，我们要想服食生脉散，最好不要自行配比煎熬，应去咨询专业医师，根据自身的症状选择不同比例的人参、麦冬和五味子。这里为大家介绍一下乾隆用作保健的生脉散的草药比例，仅供参考。

人参一钱，麦冬两钱，五味子一钱，有时没有五味子。当然，可根据需要调整比例，个别时候麦冬会变成三钱或者一钱。

需要注意的是，生脉散按所用人参的种类不同可分成三种，分别用人参、红参、党参制成。人参比较常见；红参的药性稍大，药效较强，但主要适用于症状严重时；党参的药力较平缓，适宜用作保健。

另外，若是患者属外邪未解，或暑病热盛但气阴未伤，不宜服用生脉散。久咳肺虚的患者，也应该在阴伤气耗，纯虚无邪时才能服用。

四君子汤，补脾健胃致中和

四君子汤算是极负盛名的古方剂之一了，主要由人参、白术、茯苓、甘草四味基本中草药构成。很多人都不明白它的名字中"君子"有何渊源。

我们知道，古时泛称才德出众之人为君子，而此方中的人参、白术、茯苓、甘草四味草药皆为平和之品，不偏不盛，不热不燥，补而不峻，益而无害，适度施力，正从了"君子致中和"的古意，所以此方得名"四君子汤"。

李时珍的《本草纲目》中有对此汤主要食材的功效分析。这还要从李时珍和四君子汤的一个民间故事说起。

据传，李时珍路过一个镇子时，有一位财主闻得李时珍大名，便拿出前几天当地一位中医开的药方给李时珍看，说自己吃了没一点效果，请李时珍另开一处方。李时珍一看，药方上开的是"四君子汤"，共有四味中药：人参、白术、茯苓、甘草。李时珍诊断后发现病人的症状属气虚，当地中医让他服"四君子汤"是对的。但看财主的表情，似乎很难说服，告诉他药开对了他也不一定信，李时珍思虑片刻，又给财主另开了一张处方，上面是：鬼益、杨抢、松腴、国老，连服半月。

财主一见处方上的四味药很眼生，以为是什么药到病除的好药，兴高采烈地吩咐仆人买来煎煮服用。财主病愈后，更加佩服李时珍的医术高明，遂登门道谢，称李时珍的药方十分灵验。李时珍笑道："其实我开的药也是'四君子汤'，人参的别称叫鬼益，杨抢也就是白术，松腴就是茯苓，国老和甘草本是同一味药啊！"财主听后不好意思地笑了起来。

下面就让我们具体了解一下此方。本方以人参为主，补气健脾养胃；配以健脾燥湿的白术，以加强人参补气健脾之力；再加茯苓健脾渗湿，使其补脾之功更加明显；最后配以炙甘草，炙甘草也有增强补气健脾的作用，并能协调诸药而使它们共同发挥补气健脾的功效。因此，四君子汤治脾胃气虚的功效十分明显，而且还是治疗脾胃气虚证的基础方，后世众多补脾益气方剂多从此方衍化而来。

中医历来重视人的"正气"，也叫"中气"，正气足了，什么外邪都不怕。过去有医家曾经这样比喻四君子汤，说若是服此汤后正气充足，等邪气进来一看，满屋子（身体）里都是君子，自己根本就没有立脚的地方，也就识趣地溜走了。"正气存内，邪不可干"，说的就是这个道理。这种通过扶正来祛邪的方法是中医里的疗愈王道。

此方通过补气健脾，可对脏腑怯弱、面色萎白、四肢无力、心腹胀满、不思饮食、肠鸣泄泻、呃逆呕吐、舌质淡、苔薄白、脉虚无力等症有较好的疗效，其临床应用以面白食少，气短乏力，舌淡苔白，脉虚弱为辨证要点。

　　随着时代的发展，四君子汤的很多功效不断被人发掘出来。现代研究表明，此方还具有调节胃肠运动的作用，既能抑制胃肠推进运动，减轻腹泻；又能使运动降低的小肠恢复正常；还能减少胃液分泌，降低其pH值，有利于胃肠溃疡的愈合。

　　此外，本方还具有增强免疫功能、促进代谢、护肝、增强垂体—肾上腺皮质系统功能、抗肿瘤与抗突变、改善微循环、抗血小板聚集、延缓衰老、抗应激反应等作用。

　　四君子汤的制法是将等份的人参（去芦）、炙甘草、茯苓、白术制为细末。每服6克，用水150毫升，煎至100毫升，口服即可，亦可取饮片直接用水煎服。用法用量请谨遵专业医师的建议。

　　在此方基础上可演化出许多其他名方，六君子汤就是其中之一。其主要成分是四君子汤加上陈皮和半夏，这个方子的作用是在四君子汤补气的基础上再加上化痰。在中医里，若是体内的水湿流动不畅，变得黏稠了，我们就称之为"痰"，而陈皮、半夏，与方子里的茯苓、炙甘草合起来，就是著名的化痰组方：二陈汤。六君子汤化痰的原理是：有些水湿黏稠了以后，阻碍了阳气的生发，现在把它们给化开，然后再用利水之法把它们去掉，这样一层又一层，就可以清除妨碍阳气生发与流动的障碍。

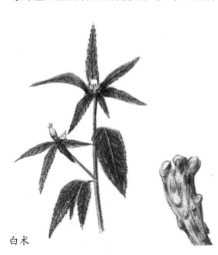

白术

另外，四君子汤还可以根据病情的变化而相应变化，比如，若是患者有热，不能用温热的药物，那么就可以把方子里的人参换成没有温热之性的太子参，力量虽然小些，但是很平和；如果患者有些阴虚，则可以把人参换成西洋参；如果救急，则可以换成力道较大的山参，但是山参的量一定要把握好；通常气虚不是很明显的时候，用党参就可以了，效果不错。

当然，此方具体如何变化，如何使用，还是需要咨询专业医师，不可根据自己的表面症状随意尝试。

八仙长寿丸，补精清肺益寿

八仙长寿丸，又叫麦味地黄丸、加味地黄丸、八味地黄丸等，现在是运用较广的中成药。八仙长寿丸是在著名的六味地黄丸基础上加麦冬、五味子两味配伍而成的，在《本草纲目》中虽没有记载，但其所选用的主要药材都能从中找到。八仙长寿丸共八味药，故有"八仙"之称，此八仙即麦冬、五味子、熟地黄、山茱萸、牡丹皮、山药、茯苓和泽泻，有的方子里去泽泻，加益智仁，主要是针对小便频繁的病人时用的。

此方中，用熟地黄、山茱萸滋精养血，是方中之主药；麦冬养心润肺，益胃生津，以兼顾心、肺、脾、胃，作为方中辅药；山药补脾益肺，固肾涩精；五味子敛肺固肾，益智安神；茯神养心安神，健脾利湿；牡丹皮清热凉血，和血消瘀，祛邪以扶正；益智仁温脾暖肾、固气涩精，为佐药。

古人认为"垂暮之年，阴易亏而阳易强"。故欲延缓衰老，就应当首先从滋精养阴着手。我们知道，六味地黄丸是滋阴补肾的代表方剂，据说康熙四十九年，曹雪芹的祖父曹寅当时任江宁织造，患病两月未愈，卧床不起。康熙获知后，亲赐六味地黄汤，曹寅遵旨服药，很快就痊愈了，后来又继续服用六味地黄丸，身体健旺更胜从前。

八仙长寿丸除具有六味地黄丸滋补肾阴的功效外，加入的麦冬能清养肺阴，具有解热除烦、润滑消炎、治咳逆上气、止渴、利尿等作用；而五味子不仅能滋肾敛肺，现代还常用于头晕、眼花、头痛、失眠等一般脑神经疾病的治疗。这使得八仙长寿丸较六味地黄丸增加了养阴生津、治疗肺肾阴虚、咳嗽虚喘的功效。实践也证明，八仙长寿丸确有令人长寿的作用，适宜于中老年人阴精亏虚者服用，也可用于肾阴不足所引起的各种病症，如小便淋沥不通，或夜尿频多，或牙齿浮动疼痛，或耳聋耳鸣等。本方还可用于治疗肺肾阴虚引起的咳嗽、阳痿、足膝无力、形体消瘦、盗汗潮热以及消渴等证。

有些人吃这些补精补阴的药时会担心上火问题，其实，正如前面所说，八仙长寿丸脱胎于六味地黄丸，而六味地黄丸最初是明朝钱乙开给小孩子的方子，孩子的体质是稚阴稚阳的，无论是阴还是阳都很稚嫩，都经不起力量过大的药物，所以六味地黄丸药性平和`，一共六味药，三味补——生地、山药、山萸肉，三味泻——泽泻、茯苓、丹皮。三补三泻，补泄平衡了，补起阴来就不容易上火了。八仙长寿丸的成方原理与之相似，因此也可以既补精益气又不至于上火。

八仙长寿丸一般为棕黑色的水蜜丸、黑褐色的小蜜丸或大蜜丸，味微甜而酸。由麦冬60克，五味子40克，熟地黄160克，山茱萸（制）80克，牡丹皮60克，山药80克，茯苓60克，泽泻60克粉碎成细粉，过筛，混匀，加炼蜜与适量的水制成丸、干燥制成。用法为口服，水蜜丸一次6克，小蜜丸一次9克，大蜜丸一次1丸，一天两次。

具体如何选择以及食用方法应谨遵医嘱，不可自己随意尝试。

八仙长寿丸的保健、延年益寿功效显著，但也有很多注意事项；服用八仙长寿丸时应忌辛辣及不易消化的食物；感冒发烧时最好不要吃八仙长寿丸。高血压、心脏病、肝病、肾病、糖尿病患者，尤其是孕妇、儿童等人群，要在医生指导下服用。

补中益气丸，补中气益脾肺

补中益气丸是数百年来，经历代医家的效法和使用，成为经久不衰的传统名方。方中不仅有人参、黄芪、甘草、白术等益气健脾药，还配有陈皮、当归、柴胡和升麻等药，能帮助主药治疗因为劳伤、饮食不节而导致的脾肺气虚、中气下陷。此外，这些中药材的补气效果，李时珍的《本草纲目》中均有所提及。

什么叫"中气下陷"？这是中医里的一个术语。中医认为，人的胸中有一股"中气"，它支持着人体的正常功能。当我们营养不足、气虚体弱时，这个"中气"就会向下走，让人感到没有力气，连说话都提不上气来。产生有气无力、脸色苍白、头晕、不爱说话等症。上了年纪的人，尤其是因慢性病导致体质虚弱的老人，常会觉得身上没劲，懒得活动，说话提不上气，脸色不好，还伴有头晕、腹泻等症状。中医认为，他们属于"中气下陷证"。

中医认为，中气下陷一般是由脾肺气虚造成的，而在五行里，脾属土，肺属金，土生金，因此这个病的根本还在脾胃。若是脾胃的功能降低，吸收不好，肺气自然也就不足了，于是容易产生"中气下陷"等后果。而治疗这类病症最经典的中药方子就算补中益气汤了。

方子里面的人参，是一味大补元气的珍贵药材。第二味药是黄芪，生黄芪可以加强人体外围的防御系统，起到"固表"的作用。总有些人风一吹就感冒，还容易冒虚汗，此时就可以用生黄芪来"固表"，要是加上白术和防风，就成了有名的"玉屏风散"，这在各药店都有。

需要提醒大家的是，生黄芪和炙黄芪是分开的，你如果只写了简单的"黄芪"二字，南北各地药房的规矩不同，有的给你生的，有的给蜜炙的。具体如何选择和使用，应谨遵医嘱。中医文化博大精深，很多时候一个字之差，药性及其使用方法就可能完全不同，希望大家多加注意。

方子里的炙甘草也补脾胃之气，李东垣认为黄芪、人参、炙甘草都是能消除烦热的"圣药"，而这个烦热就是由于中气不足导致的虚火引起的。

李东垣认识到了"中气下陷"的关键在于脾，他发现"脾气一虚，肺气先绝"，所以方子里面也特别照顾到了脾经，加入了白术，白术可燥湿，补脾经之气。

有点中医常识的人会觉得奇怪，既然这个方子补气，那为什么还要加上陈皮呢？中医讲究"平衡"，若是补气的药一下子下重了，太多的气同时进入人体，人体受不了，容易产生气闷、胸闷等症，此时稍微加入一些理气的陈皮，就可以缓和很多。

中医常将"气血"放在一起，我们在补气的同时，也要适当照顾到血，这就是方子里加入当归的原因。中医认为，阴阳是互生的，气血也是互生的，气虚的同时，血一定也是虚的。如果一下子补了这么多的气，就一定要考虑将它们引导、转化为血，才能互助互生，不失偏颇。所以加上当归后，就可以让气血的转化正常起来。

然后在方子里加入了升麻和柴胡，虽然量都非常少，但它们的药性向上升，而且药性较强。升麻升的是阳明之气，柴胡升的是少阳之气，加上这两味药之后，整个方子的药力就往上走了，对治疗气虚引起的胃下垂、脱肛、子宫脱垂等颇有效。

除了治疗脾肺气虚、中气下陷之外，此方还对免疫系统、消化系统、泌尿系统等有良好的调节作用，并能增强机体非特异性抵抗力，能抗菌、抗病毒等。对体虚的人群，尤其是老年人来说，是一款不错的补气益气佳品。

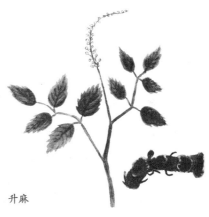

升麻

补中益气丸的制法为将以上八味中药粉碎成细粉，过筛，混匀。另取生姜20克、大枣40克加水煎煮两次，滤过。再取上述细粉，用煎液泛丸，干燥，制成水丸；或将生姜和大枣的煎液浓缩，每100克粉末加炼蜜100~120克及生姜和大枣的浓缩煎液，制成小蜜丸；或每100克粉末加炼蜜100~120克制成大蜜丸。

需要注意的是，服用此方时忌食不易消化的食物；感冒发热病人不宜服用此方；有高血压、心脏病、肝病、糖尿病、肾病等慢性病严重者应在医生指导下服用此方；儿童、孕妇、哺乳期妇女也应在医生指导下服用。

最重要的一点，还是应遵循专业医生的诊疗意见来选择是否以及如何服用此方。

黄精杞子煎，长寿百岁草

黄精，又名鸡头黄精、鸡头根等，其根茎可入药，是很好的补中益气、润心肺、强筋骨的滋补药，自古以来就被视为延年益寿的良方。

传说，在安徽省青阳县境九华山上有座万年寺，寺内有一具已有360多年历史的和尚"木乃伊"。这位和尚法号无暇，祖籍在河北省宛平县，自幼在五台山出家，明万历年间云游天下，20岁时来到九华山。他见此地林茂谷幽，风景绮丽，就在东岩上搭草棚为寺，专心修行。他每日刺破手指以血写经，而山上没粮，他就挖掘林下的黄精等草根为食，就这样一直到126岁时才无疾而终。后代医家分析，无暇和尚之所以能活到126岁，除了山上空气清新，环境幽静，适宜生活外，食用黄精等有益身体之物也是重要的因素。

传说虽然未必可信，但黄精的滋补、益气功效还是得到了历代医家的肯定。据《本草纲目》记载："黄精补诸虚，填精髓，平补气血而润"，这就是在肯定黄精的补益功效。《神仙芝草经》中也认为，黄精有"宽中益气，使五脏调和，肌肉充盛。骨髓坚强，其力倍增，多年不老，颜色鲜明，发白更黑，齿落更生"的神奇功能，而且"久服轻身，延年益寿"。

现代药理学研究发现，黄精根茎中含有黄精多糖、黄精低聚糖、烟酸、酯类、氨基酸和锌、铜、铁等多种人体必需的微量元素，具有良好的补中益气作用。黄精醇提取物则可增强心脏收缩力，增加冠脉流量，具有降低血压、抑制高血糖等作用。除此之外，它还有一定的抗菌、抗病毒的作用，可提高人体免疫力，延缓机体衰老。

黄精作为一种补益效果显著的中草药，它的味道也不错，还可以和其他药材、食材搭配，做成既美味又有益健康的膳食。

对咳嗽日久或虚劳久咳、干咳少痰、短气乏力、气阴两虚的患者来说，可将黄精与沙参、麦冬、川贝母、百部等同用，用以增滋阴润肺、化痰宁嗽之功。

对脾胃气虚，症见面黄神疲、食少倦怠的患者来说，可单用久服，或与党参、山药、白术、陈皮等同用，以增健脾益气之功。

对腰膝酸软、阳痿遗精、头晕眼花、须发早白、小儿五迟等症，皆可配伍应用，临床多与枸杞子等同用，以增补肾益精之功。枸杞子素有"东方神草"之称，有润肺清肝、滋肾、益气、生精、助阳、祛风、明目、强筋骨的功效，常用于头昏、目眩、耳鸣、视力减退、虚劳咳嗽、腰脊酸痛、遗精、糖尿病等症。

据《本草汇言》记载："枸杞能使气可充，血可补，阳可生，阴可长，风湿祛，有十全之妙用焉。"将黄精与枸杞子这两种补益效果上佳的药物合用，其补肾益精、延年益寿的功效不言而喻。

这里就为大家介绍这款黄精杞子煎。

准备黄精12克，枸杞子12克，用水煎服，每日1剂。此方可补肾益精，适用于病后虚弱、贫血、神经衰弱、精神萎靡等症。

黄精味甘、性平，作用缓慢，可作久服滋补之品。但其性质滋腻，易助湿邪，因此脾虚有湿、咳嗽痰多及中寒泄泻者均不宜服。临床曾有少数病人服用黄精糖浆后发生轻度腹胀的情况，饭后服则可避免。另外，黄精忌酸、冷食物。

需要提醒大家的是，这类草药方剂的使用方法和分量等，均应谨遵专业医生的建议，不可自己随意服用。

归脾丸，益气补血健脑

在中医里面，脾的功能很多，除了能够帮助吸收食物精微物质，还有运化水液和统血的作用。血液在经脉中运行，就是在气的推动管理下运行的，如果脾虚，气不足，那么血液就会跑出经脉，这就叫"脾不统血"。很多妇女的血证，如崩漏等都和"脾不统血"有关。而归脾丸就是治疗脾不统血的一个主要方剂。

归脾丸是一种具有补益作用的常用中成药。方中原有八味药，即：党参、白术（炒）、炙黄芪、炙甘草、茯苓、酸枣仁（炒）、龙眼肉、木香、大枣（去核），明代医家薛己为加强本方养血安神之效，又补入当归、远志两味药，遂成现代归脾丸的定方格局。

归脾丸具有健脾养心、益气补血的功效，可以用来治疗心脾两虚、气血不足所导致的食少体倦、面色萎黄、健忘失眠、心悸及各种出血等症。现代多用于治疗失眠、神经衰弱、胃及十二指肠溃疡出血、功能性子宫出血、再生障碍

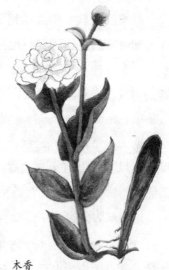

木香

性贫血、心脏病等疾病。

下面就来仔细分析一下这个方子的妙处。

首先，这个方子里面包含着补气的四君子汤，然后再加上补气的黄芪，所以这个方子是补气的。但为什么说它多用于补血呢？

其实，其中的道理前面也提到过了，中医里的气和血是互生的，补血的时候要考虑一下人的气是否充足。若是气不足，那单单补血是不够的，因为血的化源不足，怎么补血都不会够。而补气其实主要就是补脾气。因为脾主气，两者关系十分密切，这也正是我们为什么常说"发脾气"，而不是"发肾气""发胃气"的原因。中医认为，脾胃为后天生化之源，气血都需要脾胃吸收食物里面的营养物质来进行转化，这也是归脾丸调理、补益的重点。

当然，既然此方以补血为主，自然少不了远志、酸枣仁、龙眼肉。这样就可以将因心神损耗过度产生的气血不足的漏洞给补上，使血液得以更好地生发和保存。

除了前面提到的作用，归脾丸还有很多其他的神奇功效。对长期从事脑力劳动的人来说，它可用作日常养生的保健品。

中医学认为，久卧伤气，久视伤血，久坐伤肉。随着现代办公条件的提高，人们整天面对闪烁的电脑荧屏，每天久坐不动，必然会伤及气血。此时若是适当服用一些归脾丸，对气血的恢复、脑力的养护都有很好的作用。

归脾丸的制法是将十一味药材粉碎成细粉，过筛，混匀。每100克粉末用炼蜜25~40克加适量的水泛丸，干燥，制成水蜜丸；或加炼蜜80~90克制成小蜜丸或大蜜丸。当然，对此大家了解一下即可，不管觉得自己是否对证，都应咨询一下专业医生，再看看是否服用。

服用归脾丸时需要注意，服用时间应选择在饭前，而且要忌油腻及不易消化的食物；小儿、孕妇，糖尿病、高血压患者还要在医生指导下服用；感冒发热病人不宜服用。

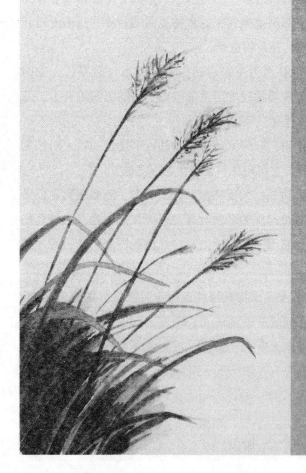

第五章

《本草纲目》中的四季养生之道

第一节
养肝祛病之春季养生

春天让阳气生发得轰轰烈烈

俗话说"一年之计在于春"，春季天气转暖，自然界的阳气开始生发，同时人体内的阳气也开始生发。因此，春天养生应注意保护阳气。

暴怒和忧郁都会伤身，因此要保持心胸开阔、乐观向上、心境恬淡。饮食上最好多吃些扶助阳气的食物，比如面粉、红枣、花生等辛温类食物；新鲜蔬菜如春笋、菠菜等可以补充维生素；酸性食物要少吃，油腻、生冷、黏硬食物最好不吃。体质过敏，易患花粉过敏、荨麻疹、皮肤病者，应禁食如羊肉、蟹之类易过敏的食品，羊肉虽然可以补阳气，但是容易过敏的人还是要少吃为妙。那么用什么来补阳气呢？韭菜就是这个季节最好的选择。

《本草纲目》中记载，韭菜辛、温、无毒，有健胃、温暖作用，常常用于补肾阳虚、精关不固等。经常食用韭菜粥可助阳缓下、补中通络。适合背寒气虚、腰膝酸冷者食用。用韭菜熬粥，既暖脾胃，又可助阳。

除了食补养阳以外，春季要保持阳气生发，还要注意时刻保暖。俗话说"春捂秋冻"。"二月休把棉衣撤，三月还有梨花雪""吃了端午粽，再把棉衣送"，这些说法对于养生保健来说并不够全面。

首先要把握时机。医疗气象学家发现，许多疾病的发病高峰与冷空气南下和降温持续的时间密切相关。比如感冒、消化不良，在冷空气到来之前便捷足先登。而青光眼、心肌梗死、中风等病症，在冷空气过境时也会骤然增加。因此，捂的最佳时机，应该在气象台预报的冷空气到来之前24~48小时。

注意这样一个温度临界点——15℃。研究表明，对于多数老年人或体弱多病而需要春捂者来说，15℃可以视为捂与不捂的临界温度。也就是说，当气温持续在15℃以上且相对稳定时，则春捂可以结束了。

另外需要注意温差，当日夜温差大于8℃时，春捂就是必不可少的。春天的气温，前一天还是春风和煦、春暖花开，转眼间就有可能寒流涌动，让你回味冬日的肃杀。面对孩儿脸似的春天，你得随天气变化加减衣服。

而捂着的衣衫，随着气温回升总要减下来，但若减得太快，就可能出现"一向单衫耐得冻，乍脱棉衣冻成病"的情况，那是因为你没捂到位。医学家发现，天气转冷需要加衣御寒，即使此后气温回升了，也得再捂7天左右，减得过快有可能冻出病来。所以，春捂7~14天比较合适。

像林妹妹的人春季一定要养肝

《红楼梦》中的林黛玉每至春分时节，就屡发咳嗽、痰血之疾，大家都知道她肺不好，却不知道她的毛病也与肝有关系。肝脏在五行中对应"木"，而春季为草木繁荣的季节，是生发的季节，在这种生发之际，自幼多愁善感的林妹妹很容易造成肝气郁结而横逆犯肺，引起痰血。因此，春天一定要注意养好肝。

在饮食保养方面，宜多吃一些温补阳气的食物。《本草纲目》中记载葱、蒜、韭菜是益肝养阳的佳品，菠菜舒肝养血，宜常吃。大枣性平味甘，养肝健脾，春天可常吃多吃。春季除保肝外，还要注意补充微量元素硒，多吃富含硒的动物、植物，如海鱼、海虾、牛肉、鹌鹑蛋、芝麻、杏仁、枸杞子、豇豆、黄花菜等，以提高人体的免疫力，利于保健养生。另外，春天多吃一点荠菜也能够养肝。《本草纲目》中记载，荠菜"利肝和中，明目益胃"。下面介绍荠菜鸡蛋汤的制法。

材料：新鲜荠菜，鸡蛋，精盐、味精适量。

制法：新鲜荠菜去杂洗净，切成段，放进盘内，将鸡蛋打入碗内搅匀。炒锅上旺火，放水加盖烧沸，放入植物油，接着放入荠菜，再煮沸，倒入鸡蛋稍煮片刻，加入精盐、味精，盛入大汤碗内即成。

功效：饮用荠菜汤可以补心安神，巩固肝气，和顺脾胃。

除了饮食上的保养，春季养生还应注重精神调摄。肝主生发阳气，如果你精神上长期抑郁的话，就会在体内郁结一股怨气，不得抒发。想要肝气畅通，首先要重视精神调养，注意心理卫生。如果思虑过度，日夜忧愁不解，就会影响肝脏的疏泄功能，进而影响其他脏腑的生理功能，导致疾病滋生。春季精神病的发病率明显高于其他季节，肝病及高血压患者在春季病情会加重或复发，所以春季尤应重视精神调摄、心情舒畅，切忌愤然恼怒。按照中医理论，怒伤肝，故春季养生必须戒怒。

此外，还应注意加强运动锻炼。春天阳气生发，风和日丽，树林、河水边的空气中负氧离子较多，对人体很有利，人们应尽量多到这些地方去活动。在睡眠充足的情况下，还要坚持体育锻炼，参加适量的体力劳动，以舒展筋骨、畅通气血，增强免疫力与抗病能力。春天里，人们常会出现"春困"，表现为精神不振、困乏嗜睡，可以通过运动消除，绝不能贪睡，因为中医认为"久卧伤气"，久睡会造成新陈代谢迟缓、气血循环不畅、筋骨僵硬、脂肪积聚，吸收与运载氧的功能下降、毒素不能及时排出体外，导致体质虚弱，病患滋生。所以在春天的时候，应多出去活动活动。

春养肝，不要"以形补形"

我国民间有很多关于养生的老经验，比如"以形补形"。所谓"以形补形"，是指用动物的五脏六腑来治疗人体相应器官的疾病，或者吃一些跟人体某些器官形状类似的食物，以达到补养的目的，比如用动物血来补血，以核桃补脑等。这些都是可取的，但是"以肝补肝"就有些不妥了，尤其是春天，千万不要以肝补肝。

在春天这一肝脏升发的季节，不要以形补形，否则肝火越吃越旺，也就是《金匮要略》中所说的："春不食肝，夏不食心，秋不食肺，冬不食肾。"而且进食动物肝脏并不能直接作用于人体肝脏。尤其是肝病患者，如果寄希望于吃动物肝脏来治病，不仅不能收效，甚至会引起反作用。如脂肪肝是脂肪代谢异常引起的肝病，病毒性肝炎是病毒引起的脏器性损伤，这些疾病吃动物肝脏是无法治好的。

保肝饮食有这样一些原则：多吃蔬菜和水果；少吃动物油和肥肉；腌制食品容易微生物污染，会伤肝。可适当补充B族维生素和矿物质，如谷类食物。千万不要酗酒、空腹喝酒，空腹喝酒更容易吸收乙醛。这里介绍一些《本草纲目》中的养肝方。

材料：野生姜（也叫老虎姜）2斤，蔓菁子1斤。

制法：共同九蒸九晒，研为细末。每服2钱，米汤送下。

功效：补肝明目，常服有延年益寿的作用。

此外，肝脏有解毒功能，因此一些对肝脏好的食品也是优秀的排毒食品。如绿豆、小米，各类富含丰富维生素 C 的水果如猕猴桃、鲜枣等，蛋白、牛奶、鱼类平时也可多吃一些。

中医认为肝主藏血，一部分血是滋养肝脏自身，另一部分是调节全身血量。血液分布全身，肝脏自身功能的发挥也要有充足的血液滋养。如果滋养肝脏的血液不足，人就会感觉头晕目眩、视力减退。凌晨 1：00~3：00 这段时间是肝经当令，也就是肝的气血最旺的时候，这时人体内部阴气下降，阳气继续上升，我们的一切活动也应该配合这个过程，不要违逆它。也就是说，这个时候我们最好已经入睡，才能好好养肝血。

虽然睡觉养肝是再简单不过的事，但是对于很多经常应酬的人来说，凌晨一两点钟可能正在兴头上，一笔生意就要谈成了，精神正处于兴奋状态，根本不可能睡觉，其实这是非常伤肝的。现在有很多得乙肝、脂肪肝的人，就是不注意养肝造成的。

春季补血看"红嘴绿鹦哥"

"红嘴绿鹦哥"指的是红色根绿色叶子的菠菜。菠菜的根是红色的，所以又叫赤根菜。菠菜是一年四季都有的蔬菜，但是以春季为佳，此时食用菠菜，最具养血之功。

中医学认为，菠菜有养血、止血、润燥之功。《本草纲目》中记载，菠菜通血脉，开胸膈，下气调中，止渴润燥。菠菜对解毒、防春燥颇有益处。

菠菜可养血滋阴，对春季里因为肝阴不足引起的高血压、头痛目眩、糖尿病和贫血等都有较好的治疗作用，并且也有"明目"的作用。这里介绍几款食疗方。

1.凉拌菠菜

材料：菠菜、麻油适量。

制法：将新鲜菠菜用开水烫3分钟，捞起后加麻油拌食。每日可食2次。

功效：对高血压、头痛、目眩、便秘有疗效。

2.菠菜拌藕片

材料：菠菜、藕、盐、麻油、味精适量。

制法：将菠菜入沸水中稍焯；鲜藕去皮切片，入开水汆断生，加入盐、麻油、味精拌匀即可。

功效：本品清肝明目，能够缓解视物不清、头昏肢颤等症。

3.菠菜羊肝汤

材料：菠菜、羊肝、盐、麻油、味精适量。

制法：将水烧沸后入羊肝，稍滚后下菠菜，并加适量盐、麻油、味精，滚后即可。

功效：此汤养肝明目，对视力模糊、两目干涩有效。

4.菠菜猪血汤

材料：菠菜、猪血、肉汤、料酒、盐、胡椒粉适量。

制法：先将猪血煸炒，烹入料酒，至水干时加入肉汤、盐、胡椒粉、菠菜，煮沸后盛入汤盆即可。

功效：此汤对缺铁性贫血、衄血、便血等有效。

值得注意的是，菠菜虽好，但也不能多食。因为菠菜含草酸较多，有碍于机体对钙的吸收，故吃菠菜时宜先用沸水烫软，捞出再炒。由于婴幼儿急需补钙，有的还患有肺结核缺钙、软骨病、肾结石、腹泻等，则应少吃或暂戒食菠菜。

葱香韭美菠菜鲜，春天是多么美妙的季节

春暖花开，我们的身体也从沉寂的冬日中苏醒过来，感受春天的气息。春天不仅有美景，更有美食，散发着香气的大葱、独具风味的韭菜、翠绿鲜嫩的菠菜……如果有时间去乡间地头感受一下，更是非常美妙的体验。这些常见的蔬菜能让我们平安地度过春三月。

1.大葱

李时珍在《本草纲目》中说"正月葱，二月韭"。为什么李时珍告诉我们正月要吃葱，二月要吃韭菜呢？这要从春季的气候特征和葱、韭菜的功效讲起。

《本草纲目》里说，大葱味辛，性微温，具有发表通阳、解毒调味的作用。春季是万物生发的季节，各种害虫、细菌也跟着活跃起来，而身体此时处在阳气刚要生发之际，抵抗力较弱，稍不留神就会感冒生病。大葱有杀菌、发汗的作用，切上数段葱白，加上几片姜，以水熬成汤汁服用，再穿上保暖的衣物并加盖棉被，就可以让身体发汗，达到祛寒散热、治疗伤风感冒的效果。

2.菠菜

菠菜为春天应时蔬菜。中医学认为，菠菜有养血、止血、润燥之功。《本草纲目》中说"菠菜通血脉，开胸膈，下气调中，止渴润燥，根尤良"，对春季因肝阴不足所致的高血压、头晕、糖尿病、贫血等有较好的辅助治疗作用。高血压、便秘、头痛、面红者，可用鲜菠菜洗净放入开水中烫上3~5分钟，取出切碎，用少许香油、盐等拌食，一日2次当菜食用很有疗效。若是糖尿病，可用菠菜根60克洗净，鸡内金15克，水煎代茶饮；或将菠菜根切碎，鸡内金研末同米煮粥食用亦可。若是夜盲症，用鲜菠菜500克捣烂，榨取汁，每日1剂，分3次

服用，但需常用才有效。

尽管菠菜药蔬俱佳，但不宜过量。因为菠菜含有草酸，草酸进入人体后，与其他食物中含的钙质结合，形成一种难溶解的草酸钙，不利于人体对钙质的正常吸收。

适合春季常吃的食物还有香椿、荠菜、莴苣、蜂蜜等。

另外，春季饮食要遵循"省酸增甘"的总原则。唐代药王孙思邈曾说："春日宜省酸增甘，以养脾气。"意思是当春天来临之时，人们要少吃酸味的食品，多吃甘甜的食品，以补益人体的脾胃之气。故要减少醋等酸味食物的摄入，适度增加山药、大枣等甘味食物的摄入量。山药大枣粥是不错的选择，可取山药50克，大枣20克，米（粳米、糯米各一半）80克，将粳米、糯米洗净，与山药、大枣一起放入砂锅里，加水适量，先用大火烧开，然后用文火熬煮至粥稠，每日1次。

春天吃荠菜与春捂秋冻的不解之缘

荠菜，广东叫菱角菜，贵州称作地米菜，中药名叫荠菜花。荠菜是最早报春的时鲜野菜。古诗云："城中桃李愁风雨，春在溪头荠菜花。"李时珍说："冬至后生苗，二、三月起茎五六寸，开细白花，整整如一。"荠菜清香可口，可炒食、凉拌、做菜馅、菜羹，食用方法多样，风味特殊。目前市场上有两种荠菜，一种菜叶矮小，有奇香，止血效果好；另一种为人工种植的，菜叶宽大，不太香，药效较差。

在我国，吃荠菜的历史可谓是源远流长。《诗经》里有"甘之如荠"之句，可见大约在春秋战国时期，古人就知道荠菜味道鲜美了。到了唐朝，人们用荠菜做春饼，在立春这天有吃荠菜春饼的风俗。许多文人名士也对荠菜情有独钟，杜甫因为家贫就常靠"墙阴老春荠"来糊口，范仲淹也曾在《荠赋》中写道："腌成碧绿青黄，措入口中，嚼生宫商角徽。"苏东坡喜欢用荠菜、萝卜、米做羹，并命名为"东坡羹"。

为什么说春天要多吃荠菜呢？这与民谚"春捂秋冻"有关系。冬天结束，春季到来，天气转暖，但是春寒料峭。"春捂"就是要人们不要急于脱下厚重的冬衣，以免受风着凉。按照中医的观点，春季阳气生发，阳气是人的生命之本，"捂"就是要阳气不外露。春天多吃荠菜也是一样的道理，荠菜性平温补，既能养阳气，又是在春季生长，春天吃荠菜也符合中医顺时养生的基本原则。

荠菜的药用价值很高，《本草纲目》中记载其"性平，味甘、淡；健脾利水、止血、解毒、降压、明目。"荠菜全株入药，具有明目、清凉、解热、利尿、治痢等药效。其花与子可以止血，治疗血尿、肾炎、高血压、咯血、痢疾、麻疹、头昏目痛等症。荠菜在临床上常被用来治疗多种出血性疾病，如血尿、妇女功能性子宫出血、高血压患者眼底出血、牙龈出血等，其良好的止血作用主要是其含有荠菜酸所致。

荠菜性平，一般人都可食用，比较适合冠心病、肥胖症、糖尿病、肠癌等患者食用。但荠菜有宽肠通便的作用，便溏泄泻者慎食。另因荠菜有止血作用，不宜与抗凝血药物一起食用。荠菜中含有草酸，吃的时候用热水焯一下对身体比较有益。

1.荠菜粥

材料：粳米150克，鲜荠菜250克（或干荠菜90克）。

制法：粳米淘洗干净，荠菜洗净切碎。锅内加水烧沸后同入锅煮成粥。

功效：对血尿症有食疗作用。

2.荠菜饺子

材料：面团，荠菜500克，猪肉馅400克，绍酒1大匙，葱末、姜末、盐、香油各适量。

制法：荠菜择除老叶及根，洗净后放入加有少许盐的开水内氽烫，捞出后马上用冷水浸泡。猪肉馅剁细，拌入所有调味料后，放入加了油的热锅中煸炒至八分熟。沥干水分的荠菜切碎，放入晾凉的肉馅中拌匀，加入香油。饺子皮做好后包入适量的馅料并捏好形状。水开后下饺子，煮至浮起时，反复点水两次即可捞出食用。

功效：柔肝养肺。

香椿，让你的身心一起飞扬

香椿又名香椿芽。椿芽是椿树在早春枝头上生长出来的带红色的嫩枝芽，因其清香浓郁，故名香椿。《山海经》中称"种"，《唐本草》中称"椿"。我国栽培、食用香椿已有几千年的历史。早在汉朝，我们的祖先就食用香椿。从唐代起，它就和荔枝一样成为南北两大贡品，深受皇上及宫廷贵人们的喜爱。宋代苏武曾作《春菜》："岂如吾蜀富冬蔬，霜叶露芽寒。"盛赞"椿木实而叶香可啖。"清代人有春天吃椿芽的习俗，谓之"吃春"，寓有迎新之意。民间有"门前一株椿，春菜常不断"之谚和"雨前椿芽嫩无丝"之说。

曲黎敏教授认为，凡是向上的、生发的东西都是阳，那么春季要吃香椿的道理就不难理解了。香椿长在椿树的枝头，在早春就开始生长，这表明它自身有很强的生长力，代表着一种蓬勃向上的状态。前面我们已经说过，春天要养阳，香椿绝对是一个很好的选择。那种浓郁的带有自然气息的香味，会让你的身心一起飞扬。

关于香椿的药用功能，据《本草纲目》和《食疗本草》记载，香椿具有清热利湿、利尿解毒之功效，可清热解毒、涩肠、止血、健脾理气、杀虫及固精。现代医学研究表明，香椿含有维生素E和性激素物质，有抗衰老和补阳滋阴的作用，故有"助孕素"的美称；香椿是辅助治疗肠炎、痢疾、泌尿系统感染的良药；香椿的挥发气味能透过蛔虫的表皮，使蛔虫不能附着在肠壁上而被排出体外，可用治蛔虫病；香椿含有丰富的维生素C、胡萝卜素等，有助于增强机体免疫功能，并有润滑肌肤的作用，是保健美容的良好食品。

但是香椿为发物，多食易诱使痼疾复发，故慢性疾病患者应少食或不食。

1.香椿拌豆腐

材料：豆腐500克，嫩香椿50克，盐、味精、麻油各适量。

制法：豆腐切块，放锅中加清水煮沸沥水，切小丁装盘中。将香椿洗净，稍焯，切成碎末，放入碗内，加盐、味精、麻油，拌匀后浇在豆腐上，吃时用筷子拌匀。

功效：润肤明目，益气和中，生津润燥。适用于心烦口渴、胃脘痞满、目赤、口舌生疮等病症。

2.香椿炒鸡蛋

材料：香椿250克，鸡蛋5个，油、盐各适量。

制法：将香椿洗净，下沸水稍焯，捞出切碎；鸡蛋磕入碗内搅匀；油锅烧热，倒入鸡蛋炒至成块，投入香椿炒匀，加入精盐，炒至鸡蛋熟而入味，即可出锅。

功效：滋阴润燥、泽肤健美，适用于虚劳吐血、目赤、营养不良、白秃等病症。

春困不是不可解，本草是解乏能手

民间有句俗语："春困秋乏夏打盹。"所谓春困，就是春天来临时很多人感觉困倦疲乏，没有精神，一天到晚昏昏欲睡。

为什么春天爱犯困呢？因为春天阳气上升，人体生理机能随气温的上升发生变化，脏腑所需供血量增加，而供给大脑的血与氧就相对减少，这样就影响了大脑的兴奋性，人就会变得困倦疲乏。

不过春困也不是不可解。李时珍在《本草纲目》中主张"以葱、蒜、韭、蓼、蒿、芥等辛辣之菜，杂和而食"。这些本草都具有辛甘发散性质，春季适当进食，有助于春天阳气生发，而且能够刺激精神，解除春困。

此外，现代医学也证明，适当调整饮食对防止春困是很有效果的。除了《本草纲目》提到的以上辛辣本草，我们在春天还可以多吃以下这些食物。

首先是富含钾的食物。人体缺钾，肌肉就会疲乏无力，也容易导致犯困。而海藻类食品一般含钾较多，例如紫菜、海带、羊栖菜等，因此春天应多喝点紫菜汤、海带汤等。此外，菠菜、苋菜、香菜、油菜、甘蓝、芹菜、大葱、青蒜、莴笋、土豆、山药、鲜豌豆、毛豆、大豆及其制品含钾也较多；水果以香蕉含钾最丰富。随着气温升高，多喝茶也大有好处，茶叶中含钾丰富，多喝茶既能解渴，又可补钾，一举两得。

其次，可以多吃一些碱性食物。酸性体质的人经常会无缘无故出现身体疲劳、精神不振等症状，特别是在春天比正常人容易犯困，因此多吃碱性食物，将体内的内环境"调到"碱性是预防春困的好方法。需要注意的是，人们通常会认为酸的东西就是酸性食物，比如葡萄、草莓、柠檬等，其实这些东西正是典型的碱性食物。此外，茶叶、海带，尤其是天然绿藻富含叶绿素，都是很好的碱性食物，不妨多吃点。

总而言之，调理好饮食，然后适当增加一些户外运动，对防止春困都是很有好处的。在这个阳气生发的季节里，我们千万不能把时间都消耗在疲劳的困意里。

第二节
冬病夏治之夏季养生

夏天一碗绿豆汤，解毒去暑赛仙方

在酷热难耐的夏天，人们都知道喝绿豆汤可以清热解毒。民间广为流传"夏天一碗绿豆汤，解毒去暑赛仙方"这一谚语。其实，早在古代，人们就懂得用绿豆汤清热解毒。

夏季，人体内的阳气最旺，这个时候由于天气炎热，人们往往会吃很多寒凉的东西，这会损伤阳气。绿豆虽性寒，但可清热解暑，同时有养肠胃、补益元气的功效，实在是夏天的济世良谷。

关于绿豆的功效，唐朝孟洗有云："补益元气，和调五味，安精神，行十二经脉，去浮风，益气力，润皮肉，可长食之。"清朝王士雄在《随息居饮食谱》中称其"甘凉。煮食清胆养胃，解暑止渴，润皮肤，消浮肿，利小便，止泻痢，醒酒弭疫……"。中医认为，绿豆性味甘寒，入心、胃经，具有清热解毒、消暑利尿之功效。《本草纲目》中记载，绿豆消肿下气，治寒热，止泻痢，利小便，除胀满，厚实肠胃，补益元气，调和五脏，安精神，去浮风，润皮肤，解金石、砒霜、草木等一切毒。

现代研究认为，绿豆的功效主要有以下几种。

1.绿豆中所含蛋白质、磷脂均有兴奋神经、增进食欲的功能，为机体许多重要脏器增加所必需的营养。

2.绿豆中的多糖成分能增强血清脂蛋白酶的活性，使脂蛋白中甘油三酯水解达到降血脂的疗效，从而可以防治冠心病、心绞痛。

3.绿豆中含有一种球蛋白和多糖，能促进动物体内胆固醇在肝脏中分解成胆酸，加速胆汁中胆盐分泌并降低小肠对胆固醇的吸收。

4.绿豆对葡萄球菌以及某些病毒有抑制作用，能清热解毒。

5.绿豆含有丰富的胰蛋白酶抑制剂，可以保护肝脏，减少蛋白分解，从而保护肾脏。

虽然绿豆有诸多好处，但是体质虚弱的人不要多喝绿豆汤。从中医的角度看，寒证的人也不要多喝。另外，由于绿豆具有解毒的功效，所以正在吃中药的人也不要多喝。

1.绿豆薏米粥

材料：绿豆20克，薏仁20克，冰糖适量。

制法：薏仁及绿豆洗净后，用清水浸泡隔夜。薏仁加3杯水放入锅内，用大火煮沸后，改用小火煮半小时，再放入绿豆煮至熟烂。加入冰糖调味即可。

功效：清热补肺、消暑利水、美白润肤。

2.绿豆排骨汤

准备材料：排骨350克，红枣50克，绿豆50克，姜10克，清水1200克，盐5克，鸡精3克，糖1克。

制法：将排骨斩件汆水，红枣洗净，姜切片，绿豆洗净待用。洗净锅上火，放入清水、排骨、姜片、绿豆、红枣，大火烧开转中火煲45分钟，调味即成。

功效：补血、养心、安神。